江苏省中医外治法概览

◎主　编　王　旭　黄子慧
◎副主编　马朝群　薛倩一　李　鑫　陆继宏

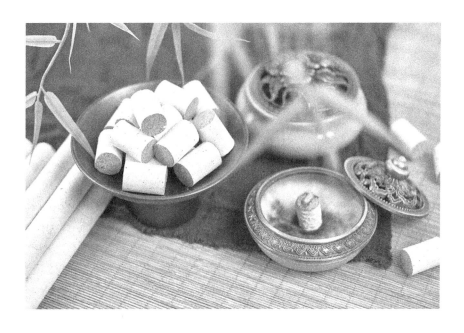

东南大学出版社
·南京·

图书在版编目(CIP)数据

江苏省中医外治法概览 / 王旭，黄子慧主编．
南京：东南大学出版社，2025. 4. — ISBN 978-7-5766-
2045-0

Ⅰ．R244

中国国家版本馆 CIP 数据核字第 2025PP0392 号

江苏省中医外治法概览

主　　编	王　旭　黄子慧
责任编辑	褚　蔚
责任校对	张万莹　　封面设计　王　玥　　责任印制　周荣虎
出版发行	东南大学出版社
社　　址	南京市四牌楼 2 号　　邮编：210096
出 版 人	白云飞
网　　址	http://www.seupress.com
电子邮件	press@seupress.com
经　　销	全国各地新华书店
印　　刷	广东虎彩云印刷有限公司
开　　本	700mm×1000mm　1/16
印　　张	15.5
字　　数	238 千字
版　　次	2025 年 4 月第 1 版
印　　次	2025 年 4 月第 1 次印刷
书　　号	ISBN 978-7-5766-2045-0
定　　价	78.00 元

本社图书若有印装质量问题，请直接与营销部调换。电话(传真)：025 - 83791830

本书编写指导委员会

主任委员

  黄亚博（江苏省中西医结合学会）

副主任委员

  陈　宁（江苏省中西医结合学会）
  钮晓红（南京市中西医结合医院）
  阙华发（上海中医药大学附属龙华医院）

委　员

  金　磊（南京市中西医结合医院）
  杨　璞（南京市中西医结合医院）
  赵　璟（南京市中西医结合医院）
  张吉华（南京市中西医结合医院）
  顾　军（南京市中西医结合医院）

本书编委会

主 编
王 旭（南京市中西医结合医院）
黄子慧（南京市中西医结合医院）

副主编
马朝群（江苏省中医院）
薛倩一（南京市中西医结合医院）
李 鑫（南京市中西医结合医院）
陆继宏（扬州市中医院）

编 委（按姓氏笔画排序）

马继平（扬州市江都中医院）	马雪飞（徐州市中医院）
王元钊（南京市中西医结合医院）	王晓峰（扬州市中医院）
王阔枫（高邮市中医医院）	王 睿（南京市中西医结合医院）
王韶光（扬州市中医院）	方 娟（宿迁市中医院）
卢兴洋（南京市中西医结合医院）	付荣华（淮安市中医院）
邢俊武（南京市中西医结合医院）	吕志刚（常州市中医医院）
朱立毅（苏州市中医医院）	朱桂祥（江苏省中西医结合医院）
朱霖云（连云港市中医院）	阮志忠（南京市中医院）
孙 彬（仪征市中医院）	严 星（淮安市中医院）
李广林（南京市中西医结合医院）	李晟玮（扬州市中医院）
李耀谦（扬州市中医院）	张乃和（扬州市江都中医院）
张文凤（高邮市中医医院）	张吉华（南京市中西医结合医院）

张晨静（扬州市中医院）　　张　琪（江苏省第二中医院）

陈晓钰（靖江市中医院）　　陈　朝（扬州市中医院）

邵　华（江苏省第二中医院）　周文珠（常州市中医医院）

周　欣（无锡市中医医院）　　周建斌（南京市中西医结合医院）

周瑞俊（镇江市中医院）　　姚　昶（江苏省中医院）

袁　洋（盐城市中医院）　　顾伏龙（南通市中医院）

高璐珏（太仓市中医医院）　　曹建峰（扬州市中医院）

崔　倪（南京市中西医结合医院）　葛任洁（南京市中西医结合医院）

傅良杰（南京市中西医结合医院）　傅　强（扬州市中医院）

潘晓星（仪征市中医院）　　戴小军（扬州市中医院）

学术秘书

杨　璞（南京市中西医结合医院）

钱佳燕（南京市中西医结合医院）

序 言 XUYAN

东晋时期著名医家葛洪所著的《肘后备急方》与诺贝尔奖获得者屠呦呦之间的一段传奇佳话，至今仍被人津津乐道。殊不知，这位江苏医家也擅长中医外治，且其后江苏在该领域更是名医辈出，著述颇丰。

中医素有"良医不废外治"之说，中医外治法作为中医疗法的重要组成部分，几千年来不断守正创新，其简、便、验、廉之特点，使其在临床应用的过程中迸发出勃勃生机，并且深受患者认可。如今，无论是三甲医院还是基层医疗机构，无论是中医院（中西医结合医院）还是西医院，无论是外科领域还是内科、妇科、儿科、骨科等其他学科领域，都能看到中医外治法的广泛运用，也因此成为中西医结合领域的重要桥梁和纽带。

江苏地区虽然中医外治法历史悠久、流派纷呈、门类众多，却一直没有形成涵盖全省中医外治疗法的专著。为更好地系统总结推广，惠及杏林群英，造福广大患者，南京市中西医结合医院作为国家中医优势专科外科与江苏省外治法研究中心所在地，主动肩负起这一历史使命，牵头组织省内乃至国内中医药专家学者，积极收集、整理、精选江苏地区各种中医外治疗法，编辑成《江苏省中医外治法概览》。无论是中医临床工作者，还是中医药院校师生，抑或现代医学同道，皆可从此书中受益。

党的二十届三中全会作出的《决定》中提出"完善中医药传承创新发展机制","完善"二字既是对以往工作的肯定,也是对今后工作的谋划,尤其需要从实践层面加以有效落实。《江苏省中医外治法概览》既是一部集江苏地区中医外治疗法精华的工具书、辅助临床诊疗的参考书,更是对中医药传承创新发展的有益探索与生动实践。

欣闻此书即将定稿出版,我谨表示衷心祝贺并乐为之序!希望诸位同仁能够借助此书更好地发挥中医外治的特色与优势,更好地践行为人民健康服务的初心,再接再厉,为中医药事业做出新的更大的贡献!

《江苏中医药》杂志主编
江苏省中西医结合学会常务副会长　　黄亚博
2024 年 12 月 1 日于南京

前言 QIANYAN

在浩瀚的中华医学宝库中，中医外治法犹如一颗熠熠生辉的明珠，以其独特的理论体系、丰富的治疗手段及显著的疗效，穿越千年时光，依旧璀璨夺目。外治之法，非独药物敷贴，它涵盖了针灸、拔罐、刮痧、推拿、熨烙、熏洗等多种技艺。通过体表刺激，调节人体阴阳平衡，激发自身修复能力，达到治疗疾病、保健强身的目的。其独特之处在于"以外治内"，强调整体观念和个体化治疗，既注重局部症状的缓解，又兼顾全身机能的调和，体现了中医"治未病"与"辨证施治"的核心思想。

然而，在这个快节奏、高压力的时代，人们往往忽略了与自然和谐共生的智慧，也遗忘了那些流传千古、源自大地与人心的疗愈之术。如今，我们汇聚江苏中医界的智慧与精华，编纂了《江苏省中医外治法概览》一书，旨在全面展示江苏中医外治法的独特魅力与深厚底蕴。我有幸在此，愿以一颗敬畏之心作序，愿它能成为连接过去与未来、传统与现代的桥梁。

本书共分为上下两篇，强调理论与实践的紧密结合，不仅系统介绍了中医外治的理论体系，还展示了这些方法在实际操作中的应用效果，以帮助读者在理解理论的基础上，能够熟练掌握并灵活运用各项外治技法；同时注重实用性与创新性并重，既保留了传统中医外治法的精髓，又融入了现代医学的最新研究成果，为中医外治法的科学解释与应用提供新视角。我们鼓励读者在继承的基础上勇于探索，推动中医外治法在新时代的创新发展。

中医外治法不仅是医学技艺，更是中华文化的瑰宝。本书的编纂，不仅是对江苏中医外治法的梳理与总结，更是对中医文化的一次深情致敬。然而，这些独属中华大地的"诗和远方"，在传承之路上，依然面临着多方挑战。中医需要的不仅是古书上"任重道远的提醒"，还有一代代守护人的共同谱写，"子子孙孙无愧也"的真心。

我们希望通过本书，激发更多人对中医文化的兴趣与热爱，让他们共同参与到中医文化的传承与发扬中来。中医的发展也会在重视和行动中，烟火向星辰，所愿皆成真。

编者

上篇　江苏省通用外治法

中药敷熨涂浴法

局部贴敷疗法 …………………………… 003

穴位贴敷疗法 …………………………… 005

三伏贴疗法 ……………………………… 007

膏摩疗法 ………………………………… 009

中药热奄包疗法 ………………………… 011

中药溻渍疗法 …………………………… 013

中药熏洗疗法 …………………………… 016

中药涂擦疗法 …………………………… 018

中药熨烫疗法 …………………………… 020

中医定向透药疗法 ……………………… 022

中医芳香疗法 …………………………… 024

耳穴贴压疗法 …………………………… 026

针法

芒针疗法 ………………………………… 028

手针疗法 ………………………………… 031

鍉针疗法 ………………………………… 033

平衡针疗法 ·· 035
浮针疗法 ·· 038
电针疗法 ·· 040
眼针疗法 ·· 043
腕踝针疗法 ·· 046
头针疗法 ·· 051
三棱针疗法 ·· 053
皮肤针疗法 ·· 055
埋针疗法 ·· 057
火针疗法 ·· 059
滚针疗法 ·· 060
腹针疗法 ·· 063
蜂针疗法 ·· 064
针刀疗法 ·· 066
拨针疗法 ·· 069
耳尖放血疗法 ·· 071
穴位埋线疗法 ·· 073
穴位注射疗法 ·· 075

灸法

艾灸法 ·· 079
动力灸疗法 ·· 085
中药泥灸疗法 ·· 087
温灸刮痧疗法 ·· 090
热敏灸疗法 ·· 092
麦粒灸疗法 ·· 094
火龙暖宫灸疗法 ·· 096

拔罐刮痧法

拔罐疗法 ·· 099
药物罐疗法 ·· 101
扶阳罐疗法 ·· 103
火龙罐综合灸疗法 ···································· 106
平衡火罐疗法 ··· 107
刮痧疗法 ·· 109
撮痧疗法 ·· 111
放痧疗法 ·· 114
砭石疗法 ·· 116

推拿法

中医推拿疗法 ··· 121
揉抓排乳技术 ··· 124
中医脏腑疾病推拿疗法 ······························ 125
中医正骨疗法 ··· 127
中医理筋法 ·· 130
牵引疗法 ·· 133
棍针拨筋疗法 ··· 140
导引术 ··· 141
小夹板固定技术 ·· 143

中医创面治疗法

- 垫棉法 ······ 146
- 挂线疗法 ······ 147
- 拖线疗法 ······ 149
- 药线引流法 ······ 150
- 结扎法 ······ 151
- 提脓祛腐法 ······ 152
- 生肌收口法 ······ 154
- 中药灌注疗法 ······ 156

其他外治法

- 中药保留灌肠法 ······ 158
- 内痔硬化剂注射法 ······ 160
- 内痔结扎疗法 ······ 162
- 中医脐疗疗法 ······ 163
- 耳内吹粉疗法 ······ 166
- 割治疗法 ······ 168

下篇　江苏地方特色外治法

徐氏泄毒生新外治法 ……………………………… 173
通针疗法 …………………………………………… 175
祛腐生肌搔刮外治法 ……………………………… 177
"融瘰贴"贴敷疗法 ………………………………… 179
青敷膏敷贴疗法 …………………………………… 180
畅通散穴位贴敷疗法 ……………………………… 182
玉带膏贴敷疗法 …………………………………… 183
徐州去腐生肌外治法 ……………………………… 185
朱氏治筋三法 ……………………………………… 187
悬动拔牵治疗颈椎病外治法 ……………………… 189
"肩三推"技术 ……………………………………… 191
毒蛇咬伤鲜药外敷法 ……………………………… 193
方氏皮科痤疮专用锋钩针疗法 …………………… 194
毫针速刺法 ………………………………………… 196
"王氏伤科"活血化瘀敷药疗法 …………………… 198
"王氏伤科"舒筋通络熏洗疗法 …………………… 200
"王氏伤科"理筋手法 ……………………………… 202

补虚通络外治法 …………………………………………… 204
"谦"字门儿科温中运脾外治法 …………………………… 205
卞氏眼科滋阴生津外治法 ………………………………… 207
肛肠科苦温祛湿止痒法 …………………………………… 209
风池三针法 ………………………………………………… 211
喉头四针法 ………………………………………………… 213
面部交叉平针法 …………………………………………… 215
本草美颜面膜 ……………………………………………… 217
臣字门儿科熏洗疗法 ……………………………………… 221
林氏中医外科术祛腐生肌外治法 ………………………… 222
陆张氏眼科针药并用外治法 ……………………………… 224
唐氏一正膏祛风止痛疗法 ………………………………… 225
丹毒外洗法 ………………………………………………… 227

上篇

江苏省通用外治法

中药敷熨涂浴法

局部贴敷疗法

局部贴敷疗法是把药物研成细末，用水、醋、酒、蛋清、蜂蜜、植物油、清凉油、药液等调成糊状，或用呈凝固状的油脂（如凡士林等）、黄醋等制成软膏、丸剂或饼剂，或将中药汤剂熬成膏，或将药末撒于膏药上，再直接贴敷患处，用来治疗疾病的一种治疗方法。早在《黄帝内经》中就有相关记载，《灵枢·经脉篇》谓："足阳明之筋，……颊筋有寒则急，引颊移口，有热则筋弛纵，缓不胜收，故僻，治之以马膏，膏其急者，以白酒和桂，以涂其缓者……"，此被后世誉为膏药之治，开创了现代膏药之先河。

（一）作用机理

中药外敷是运用中药归经原则，以气味具厚的药物为引导，率领群药，开结行滞，直达病灶，可透入皮肤，产生活血化瘀、通经活络、开窍透骨、祛风散寒等功效。敷于体表的中药刺激神经末梢，通过反射扩张血管，促进局部血液循环，改善周围组织营养，达到消肿、消炎和镇痛的目的。同时药物在患处通过皮肤渗透到达皮下组织，在局部产生药物浓度的相对优势，从而发挥较强的药理作用。

（二）操作方法

1. 取合适体位，暴露患处，清洁局部皮肤。

2. 根据病灶范围确定敷药面积（一般超过患处 2 cm×2 cm 范围），取大小合适的敷料正确摊药，一般厚度以 0.2～0.5 cm 为宜，可反复加入耦合剂调用，以保持湿度提高疗效。敷料厚度以药物不渗透、不污染衣物为度，以胶带固定敷料。

3. 如局部肿块破溃但跟脚坚硬，破溃疮面用凡士林油纱条引流，周围仍可用中药外敷，以起到防止毒邪扩散、箍围拔毒的作用。

4. 每贴贴敷时间以 6～8 小时为宜，每日 1～2 次。

（三）适应证

1. 外科疾病：粉瘤（皮脂腺囊肿）、疖（皮肤脓肿）、痈（急性化脓性淋巴结炎）、疔（软组织感染）、发（急性蜂窝织炎）、有头疽（肌肉软组织急性化脓性感染）、流注（肌肉深部脓肿）、丹毒（急性淋巴管炎）、痰毒（急性淋巴结炎、坏死性淋巴结炎）、发颐（急性腮腺炎）、瘰疬（淋巴结核）、乳痈（急性乳腺炎）、粉刺性乳痈（浆细胞性乳腺炎、肉芽肿性乳腺炎）、乳痨（乳腺结核）、乳癖（乳腺增生病）、瘿病（亚急性甲状腺炎、桥本氏甲状腺炎、甲状腺结节）等。

2. 骨科疾病：附骨疽（急、慢性化脓性骨髓炎）、流痰（骨与关节结核）、项痹（颈椎病）、腰痹（腰椎间盘突出症）、骨痹（关节退变）等。

3. 肛肠科疾病：痔（痔疮）、肛痈（肛周脓肿）等。

4. 泌尿科疾病：子痈（急、慢性附睾炎或睾丸炎）、子痰（附睾结核）、囊痈（阴囊蜂窝织炎）、阴茎痰核（阴茎硬结症）等。

5. 妇科疾病：阴疮（前庭大腺脓肿、外阴疖）等。

6. 周围血管和淋巴管疾病：青蛇毒（血栓性浅静脉炎）、象皮腿（淋巴水肿）等。

（四）注意事项

1. 敷药的摊制厚薄要均匀。太薄药力不够，效果差；太厚则浪费药物，且受热后易溢出，污染衣被。

2. 对初起有头或成脓阶段的肿疡，以中间留空隙、围敷四周为宜，不宜完全涂布，以免阻止脓毒外泄。

3. 特殊部位敷药如乳痈敷药时，可在敷料上剪孔或剪一缺口，使乳头露出，以免乳汁溢出污染敷料。

4. 夏天以蜂蜜、饴糖作赋形剂时，宜现配现用或冷藏保存。

5. 每次敷药前，需将上次残留药物轻柔地拭去，并观察敷药处皮肤有无红肿皮疹、瘙痒等过敏症状。

6. 如需进行热敷，应把握好温度，以免烫伤皮肤。

（五）禁忌证

1. 皮肤过敏者禁用。

2. 避免用于开放性伤口、破损或炎症严重的皮肤表面，以免引起感染或加重病情。

3. 小儿皮肤娇嫩，不宜使用刺激性强的药物，且用药时间不宜过长。

4. 妇女孕期禁用有堕胎及致畸作用的药物。

［薛倩一］

穴位贴敷疗法

穴位贴敷疗法，是以中医经络学说为理论依据，把药物研成细末，用水、醋、酒、蛋清、蜂蜜、植物油、清凉油、药液等调成糊状，或用呈凝固状的油脂（如凡士林等）、黄醋等制成软膏、丸剂或饼剂，或将药末散于膏药上，再直接贴敷穴位，通过药物与穴位的共同作用以治疗疾病的一种外治方法。早在1973年湖南长沙马王堆3号汉墓出土的我国现存最早的医方专著《五十二病方》中就有"蚖……以蓟印其中颠"的记载，即用芥子泥贴敷于百会穴，使局部皮肤发红，治疗毒蛇咬伤，可谓现存最早的局部贴敷治疗的记载。李时珍的《本草纲目》中更是记载了不少穴位贴敷疗法并为人们熟知和广泛采用，如"治大腹水肿，以赤根捣烂，入元寸，贴于脐心，以帛束定，得小便利，则肿消"等等。

（一）作用机理

穴位贴敷是将中药、针灸、经络相结合的一种治病防病的方法，将中药贴敷于人体相应的腧穴，药物通过穴位渗透皮肤进经络，导入脏腑，直达患处，激发全身的精气，起到疏通经络、活血化瘀、散寒除湿、调理脏腑、防病治病的作用。具体根据所选穴位及药物的不同而有不同的功用。

（二）操作方法

1. 根据不同病证选取相应的穴位及药物。

2. 取合适体位，暴露患处，清洁局部皮肤。

3. 将药物直接敷在穴位上，并以纱布覆盖，医用胶带固定，纱布厚度以药物不渗透、不污染衣物为度。

（三）适应证

1. 内科疾病：感冒（上呼吸道感染）、咳嗽（急性支气管炎、肺炎）、哮喘（支气管哮喘）、胸痹（冠心病）、头风（血管神经性头痛、偏头痛）、面风痛（三叉神经痛）、眩晕（高血压、后循环缺血、脑动脉硬化症）、中风（脑梗死、脑出血）、不寐（睡眠障碍）、面瘫（面神经炎）、胃脘痛（急、慢性胃炎）、脾约（便秘）、腹泻（急、慢性肠炎）、消化不良（慢性胃炎、胃十二指肠溃疡）、呕吐（急性胃炎）、水肿（慢性肾炎、肾病综合征）、关格（慢性肾功能不全）、淋证（尿路感染）等。

2. 外科疾病：瘰疬（淋巴结核）、乳痈（急性乳腺炎）、粉刺性乳痈（浆细胞性乳腺炎、肉芽肿性乳腺炎）、乳痨（乳腺结核）、乳癖（乳腺增生病）、瘿病（亚急性甲状腺炎、桥本氏甲状腺炎、甲状腺结节）等。

3. 骨科疾病：流痰（骨与关节结核）、项痹（颈椎病）、腰痹（腰椎间盘突出症）、骨痹（关节退变）等。

4. 妇科疾病：阴痒（外阴瘙痒、外阴炎、阴道炎）、崩漏（功能性子宫出血）、腹痛（盆腔炎）、痛经、月经不调等。

5. 其他疾病：脱肛（直肠脱垂）、遗溺（遗尿症）、鼻渊（鼻窦炎）、面瘫（面神经麻痹）等。

此外，还可以用于预防保健。

（四）注意事项

1. 刺激性小的药物，每次贴敷4～8小时，可每1～3日贴治一次；刺激性大的药物，如蒜泥、白芥子等，应视患者反应和发泡程度确定贴敷时间，约数分钟至数小时不等（多在1～3小时），如需再贴敷，应待局部皮肤恢复正常后再敷药。刺激性强、毒性大的药物，贴敷腧穴不宜过多，贴敷面积不宜过大。

2. 对于幼儿、久病、体弱者，一般不贴刺激性强、毒性大的药物。小儿皮肤娇嫩，贴敷时间不宜过长，一般2～4小时。

3. 贴敷后如患者出现范围较大、程度较重的皮肤红斑、水疱、瘙痒现象，应立即停药，进行对症处理。

4. 贴敷部位出现水疱或溃疡者，待皮肤愈合后再行治疗，小的水疱一般不需特殊处理，让其自然吸收；大的水疱应以消毒针具刺破，排尽疱内液体，涂以碘伏等消毒，覆盖消毒敷料，防止感染。

（五）禁忌证

1. 颜面部慎用有刺激性的药物贴敷，严防有强烈刺激性的药物及有毒药物误入口、鼻、眼内。

2. 对于可引起皮肤发泡、溃疡的药物，需注意：糖尿病患者应慎用或禁用；孕妇及瘢痕体质者禁用；眼、口唇、会阴部、小儿脐部等部位禁用。

3. 过敏体质者或对药物、敷料成分过敏者慎用；

4. 贴敷部位皮肤有创伤或溃疡者禁用。

［薛倩一］

三伏贴疗法

"三伏贴"又称为"冬病夏治穴位贴敷"，三伏贴疗法通常是指在夏季三伏中每伏的第一天通过将药物敷贴到人体一定穴位，达到治疗和预防疾病的目的。这种外治方法始于《黄帝内经》"春夏养阳"理论，《素问·四气调神大论》所谓"夫四时阴阳者，万物之根本也，所以圣人春夏养阳，秋冬养阴，以从其根"。古代医家根据冬病夏治理念挑选人体阳气最盛的三伏天给特定的穴位外敷中药来治疗和预防一些慢性疾病，由此产生"三伏贴"疗法。

（一）作用机理

"三伏贴"主要用于调治秋冬春季容易反复发作或者加重的慢性疾病。

夏季气温高，机体阳气充沛，体表经络中气血旺盛，这个时候贴三伏贴能帮助调整人体的阴阳平衡，让伴随长久的疾病得到改善，还能有效预防疾病的发生。

（二）操作方法

1. 辨证取穴，根据所选穴位采取适当体位。

2. 清洁敷贴部位，敷贴药物后用胶布予以固定。

3. 一般每伏前三天（任选一天）贴敷效果最佳。

4. 贴敷时间多依据选用的药物、体质情况而定，以贴敷者能够耐受为度。一般每贴保留4～6小时，不得超过6小时，若不能耐受，可提前取下。

（三）适应证

1. 呼吸系统疾病：反复感冒（上呼吸道感染）、咳嗽（过敏性咳嗽、慢性支气管炎）、哮喘（支气管哮喘、过敏性哮喘）、喉痹（慢性咽炎）、鼻鼽（过敏性鼻炎）等在寒冷季节易发或加重的病症。

2. 消化系统疾病：虚寒性胃痛（急慢性胃炎）、胃肠功能紊乱、虚寒腹痛（急慢性肠炎）、腹泻（急慢性肠炎）、吃凉食后胃部不适等。

3. 妇科疾病：下焦虚寒所致痛经、气虚寒凝的月经不调、带下量多等。

4. 骨科疾病：风寒湿引起的各种颈、肩、腰、腿痛、痹症（类风湿性关节炎）、龟背风（强直性脊柱炎）等。

5. 其他：畏寒、四肢寒凉、冻疮、前列腺疾病、免疫力低下等。

（四）注意事项

1. 贴敷期间禁食生冷、海鲜、辛辣刺激食物。

2. 贴敷药物后注意局部防水。

3. 对胶布过敏者，可选用低过敏胶带或用绷带固定贴敷药物。

4. 小儿皮肤娇嫩，不宜用刺激性太强的药物，贴敷时间也不宜过长。

5. 贴敷之后局部皮肤会出现微红或者色素沉淀、轻度瘙痒等，这是正常症状，但如果局部刺痒难耐、灼热或者是有疼痛感觉时，应禁止抓挠，可及时将贴敷取下。如果皮肤出现红肿、水疱等严重反应，建议及时就医。

（五）禁忌证

1. 肺炎以及多种感染性疾病急性发热期间禁用。

2. 对贴敷的药物非常敏感的特殊体质以及接触性皮炎等皮肤病患者禁用。

3. 贴敷穴位局部皮肤有破溃者禁用。

4. 孕妇慎用。

5. 糖尿病患者、肿瘤患者慎用。

[李广林]

膏摩疗法

膏摩疗法是将配伍中药制成的膏剂涂抹于人体特定部位，再在其上施以擦、摩、推、揉等特定按摩手法，促进膏药渗透腠理，同时手法产生的热量传递于施术部位，起到舒筋活络、通经止痛、活血化瘀、调理脏腑功能等作用的一种外治疗法。膏摩疗法是最古老的外治技术之一，最早的文字记载于战国时期的《五十二病方》，书中记载将按摩与药物外用相结合。而后《黄帝内经》确立了手法的正式名称"按摩"，同时也提出了膏摩的使用。《金匮要略》则第一次明确提出"膏摩法"。作为体表刺激疗法中的一种，膏摩疗法具备中药与按摩的双重功效，并与针灸、导引、吐纳等疗法并列。后世历代医家对膏摩疗法的膏摩方及主治病症不断发展、扩大并广泛应用。

（一）作用机理

中药膏摩是将具有辛温药性的膏剂为介质，施以按摩手法，通过手法产生的温热效应与药物的辛温之性相结合，促进药物的有效成分渗入皮肤肌肉组织、血管等，改善局部血液循环，起到消炎、止痛、活血化瘀、通经舒络、开窍透骨、改善脏腑机能、祛风散寒的功效。

（二）操作方法

先按处方中药配制成软膏，将膏少许涂抹于体表穴位上，再进行按摩。按摩手法一般多用擦法、摩法、平推法和按揉法。

（三）适应证

1. 外科疾病：臁疮（下肢慢性溃疡）、青蛇毒（血栓性浅静脉炎）、脱疽（血栓闭塞性脉管炎、动脉硬化闭塞症）等。

2. 骨伤科疾病：项痹（颈椎病）、腰痹（腰椎间盘突出症）、骨痹（膝关节骨性关节炎）、肩凝症（肩关节周围炎）、腰筋劳伤（慢性腰肌劳损）等。

3. 妇科疾病：腹痛（盆腔炎、慢性盆腔痛、盆腔瘀血综合征）、癥瘕（子宫肌瘤、子宫腺肌病）、不孕症、痛经、月经不调等。

4. 内科疾病：脾约（便秘）、久泻（慢性肠炎）、腹胀（胃肠动力不足）、虚损（慢性疲劳综合征）等。

5. 皮肤科疾病：湿疮（湿疹）、牛皮癣（神经性皮炎）、风瘙痒（皮肤瘙痒症）、油风（斑秃）、黧黑斑（黄褐斑）、白驳风（白癜风）、白疕（银屑病）等。

6. 其他：美容保健、体质调理等。

（四）注意事项

1. 使用膏摩法时，注意外用药物的选择。

2. 用葱、姜水时，因其无毒副作用，一般无推拿禁忌证者均可使用，但证属阴虚内热及热盛者应慎用。对葱、姜或乙醇过敏者禁用。

3. 按摩后如果皮肤出现红肿、瘙痒及水疱，应立即擦净皮肤表面药物，予以抗过敏治疗。

（五）禁忌证

1. 对外用药物过敏者禁用。

2. 施治部位皮肤破损者禁用。

［张吉华］

中药热奄包疗法

中医热奄包疗法是一种结合传统中医理论与现代医疗技术的治疗方法，将中药药包加热后，直接敷于患者体表特定部位，利用药物的热力及药效作用于人体，达到预防和治疗疾病的目的。中药热奄包治疗的发展历史悠久，具体治疗形式多样，是一种确有疗效的中医外治法。热奄包最早是以熨法形式存在，战国至西汉时期，《黄帝内经》中出现了有关药熨法、热熨法和汤熨法等治法的记载。《素问·调经论篇》云："病在骨，焠针药熨。"《素问·血气形志篇》云："形苦志乐，病生于筋，治之以熨引。"在晋隋唐时期，热奄包治疗有了更进一步的发展。《肘后备急方》中记载单用商陆制成热奄包，反复热熨，以达到逐水消肿、解毒散结、缓解筋脉拘挛的作用。1916年有文献中提出了温奄法，热奄法名称可能来源于此。《通俗内科学》中曾记载赤痢治法："主对症疗法，慎饮食，命安卧静养，病室须流通空气，清洁患者之周围，严行消毒。宜行半身浴，或下腹温奄法，而先投以下剂，使便通，既得十分之排便，即可用收敛剂，或止泻剂"。

（一）作用机理

中药热奄包疗法是利用经络"沟通表里、贯穿上下"的特点，"行气血，营阴阳"，通过奄包的热蒸气使局部的毛细血管扩张，血液循环加速，药物随着气血至病所，达到治疗疾病的作用，主要包括药物作用、温热刺激作用、经络腧穴作用，达到温经通络、消肿止痛、活血化瘀、强筋健骨、温经散寒等治疗功效。

（二）操作方法

1. 干热奄包疗法：用大青盐或者粗盐加上配制好的中药打粉，将其装入一次性无纺布药袋之中，利用微波炉加热，确保药袋中心温度超过70℃。把药袋放在患处，医务工作者利用滚、推、挫、揉等方式来回推烫，起初力度比较轻，随后药袋温度逐渐降低，力度随之增加，速度减缓。当药袋温度过低时，需更换药袋。共治疗15～30分钟。

2. 湿热奄包疗法：用水、酒、醋等液体浸渍装有中药的药包，然后对药包进行微波炉加热，用两块毛巾包裹，根据药包的温度和患者耐受程度决定速度和时间，来回在患处快速熨烫，待药包温度下降至患者能耐受的情况下直接将药包外敷。共治疗15～30分钟。

（三）适应证

1. 外科疾病：乳痈（急性乳腺炎）、粉刺性乳痈（浆细胞性乳腺炎、肉芽肿性乳腺炎）、乳癖（乳腺增生病）等。

2. 妇科疾病：腹痛（盆腔炎、慢性盆腔痛、盆腔瘀血综合征）、癥瘕（子宫肌瘤）、痛经等。

3. 骨伤科疾病：项痹（颈椎病）、腰痹（腰椎间盘突出症）、骨痹（膝关节骨性关节炎）、肩凝症（肩关节周围炎）、腰筋劳伤（慢性腰肌劳损）等。

4. 内科疾病：脘痞（消化不良）、腹痛（急慢性肠炎）、泄泻（急性肠炎）、胃脘痛（急性胃炎）、头痛（偏头痛、血管神经性头痛）、心痹（冠心病）、水肿（慢性肾炎、肾病综合征）等。

5. 儿科疾病：遗溺（遗尿症）、慢性腹痛（小儿肠系膜淋巴结炎）等。

（四）注意事项

1. 热敷时要充分暴露治疗部位同时注意保暖，室内保持温暖无风，忌汗出当风。

2. 注意治疗过程中药包的温度，防止发生烫伤。万一被烫伤，要及时到医院处理，预防皮肤破损引起感染。

3. 在治疗过程中要使用一次性防水中单，保护衣服、被子、床单。

4. 由于引起局部病变的原因尚不明确，中医热奄法可能加重原有疾病的情况。

（五）禁忌证

1. 对所用中药过敏者禁用。

2. 孕期、哺乳期女性禁用。

3. 伴有严重心、肝、肺、肾等重要器官功能严重损害者禁用。

4. 患有精神障碍者，或认知功能障碍不能给予充分知情同意者慎用。

5. 皮肤溃疡、不明肿块或有出血倾向者禁用。

［薛倩一］

中药溻渍疗法

中药溻渍法是溻法与渍法结合的治疗方法，将中药药液通过泡洗与湿敷的方法作用于患处，使药液持久发挥其治疗作用。溻法指用中药药液浸于药棉或药布后，敷于患处，即用药液湿敷。渍法指用中药药液直接浸渍患部，即用药液泡洗。溻渍法又分为冷溻渍与热溻渍。冷溻渍将中药药液冷却至低于人体局部温度后溻敷于患处，适用于阳热证、实证。热溻渍将中药药液加热至高于人体局部温度后溻敷于患处，稍凉即换，适用于阴寒证、虚证。以"溻法""渍法"治疗痈疽最早见于南朝·龚庆宣《刘涓子鬼遗方》，当时所载"渍法"仅被用作敷药前的准备工作，所载"溻法"被用于治疗脓成可破之痈。至北宋末年及金元之际，"渍法"才成为独立的疮疡治疗方法。至金元时期，溻法与渍法逐渐合而为一，成为复合治疗方法——溻渍法。齐德之所著《外科精义·针烙疮肿法》首次记载"溻渍法"，始有系统论述外用中药药液对疮面进行外洗与湿敷的治疗方法，并记录了木香溻肿汤、升麻溻肿汤等多个溻渍方。

（一）作用机理

中药药液通过泡洗、湿敷等过程，经肌肤腠理入脏腑，贯通经络，作用于全身，通过疏其汗孔、宣导外邪、疏通气血、软坚散结、疏经通络等发挥治疗作用。

（二）操作方法

1. 对有伤口的溻法：除去伤口外敷料；清洗及处理伤口；取溻渍药液浸透 10 层无菌纱布，使用镊子夹起纱布，轻轻拧干后（以不滴水为度）将其覆盖于伤口，超出伤口边缘 2 cm。如果伤口较深，应使用无菌镊子将浸透的无菌纱布填塞入伤口中。湿敷伤口创面10～15分钟后，取下纱布并丢弃。继续使用浸透溻渍药液的无菌纱布块覆盖伤口，同时，取干无菌纱布块适量（避免溻渍药液明显浸透为度）覆盖在浸透的无菌纱布上，并使用纱布绷带包扎。

2. 对无伤口的溻法：取溻渍药液浸透10层无菌纱布，使用镊子夹起纱布，轻轻拧干后（以不滴水为度），覆盖患处及患处周围皮肤2～3 cm；取干无菌纱布块适量（避免溻渍药液明显浸透为度）覆盖在浸透的无菌纱布上，并使用纱布绷带包扎。

3. 渍法（有无伤口均可）：将煮好的药液倒入盆中，趁药液温度尚高，用药液的热蒸汽熏患处及患处周围；待药液稍凉，用毛巾蘸上药液，湿敷患处及患处周围；使用温度计观察，待药液温度降至合适温度时，将患处及患处周围浸到药液中泡洗15～30分钟，每天1～2次。泡洗完毕后，使用无菌纱布擦干。

4. 溻渍法：将溻法与渍法两种方法结合使用，即先参照渍法操作方法，使用中药药液浸渍患处15～30分钟，然后根据患处有无伤口参照溻法操作方法，取溻渍药液浸透10层无菌纱布，轻轻拧干后覆盖于患处，再取无菌纱布块适量（避免溻渍药液明显浸透为度）覆盖在浸透的无菌纱布上，并使用纱布绷带包扎。

（三）适应证

1. 周围血管科疾病：臁疮（下肢慢性溃疡）、青蛇毒（血栓性浅静脉炎）、脱疽（血栓闭塞性脉管炎、动脉硬化闭塞症、糖尿病性足病）、筋瘤（下肢静脉曲张）等。

2. 外科疾病：痈（急性化脓性淋巴结炎）、疔（软组织感染）、发（急性蜂窝织炎）、有头疽（肌肉软组织急性化脓性感染）、流注（肌肉深部脓肿）、丹毒（急性淋巴管炎）、乳痈（急性乳腺炎）、粉刺性乳痈（浆细胞性乳腺炎、肉芽肿性乳腺炎）、褥疮（压力性损伤）、慢性溃疡（难愈性疮面）等。

3. 皮肤科疾病：黄水疮（脓疱疮）、湿疮（急慢性湿疹）、白疕（银屑病）、风瘙痒（皮肤瘙痒症）、脚湿气（足癣）、牛皮癣（神经性皮炎）、白驳风（白癜风）、疣（疣）、粉刺（痤疮）、蛇串疮（带状疱疹）、葡萄疫（过敏性紫癜）等。

4. 妇科疾病：阴痒（外阴瘙痒、外阴炎、阴道炎）、阴疮（外阴炎、前庭大腺脓肿）、癥瘕（子宫肌瘤）、腹痛（盆腔炎、慢性盆腔痛、盆腔瘀血综合征）等。

5. 肛肠科疾病：痔（痔疮）、肛痈（肛周脓肿）、肛瘘（肛漏）、裂肛痔（肛裂）、痔疮术后创面等。

（四）注意事项

1. 对于有创面的部位使用渍法时，可以结合伤口的具体情况，对明确坏死的组织或腐肉先进行外科清创，充分止血后，使用中药药液进行渍渍。

2. 使用渍法时，如果第一次泡洗后没有痒、痛等不适感，可以适当延长泡洗时间，最长不超过30分钟。

3. 对缺血严重、神经病变严重的患者使用热渍渍时，尤其要注意温度把控，以防止烫伤。渍渍水温以37～38 ℃为宜。

4. 室温较低的环境下应注意保暖，浸泡后要立即拭干。

5. 注意用品消毒处理，防止交叉感染。

6. 缺血性坏死急性进展期、缺血导致张力性水（血）泡者慎用；患者全身或局部有活动性出血者慎用。

7. 由于引起局部病变的原因尚不明确，中医渍渍法可能加重原有疾病的情况。

（五）禁忌证

1. 对所用中药过敏者禁用。

2. 孕期、哺乳期、月经期间女性禁用。

3. 伴有严重心、肝、肺、肾等重要器官功能严重损害者禁用。

4. 患有精神障碍者，或认知功能障碍不能给予充分知情同意者慎用。

［薛倩一］

中药熏洗疗法

中药熏洗法是将药物煎汤,趁热在患处熏蒸、淋洗,借助药力和热力,通过皮肤、黏膜作用于机体,促使腠理疏通、脉络调和、气血流畅,以达到疏通腠理、祛风除湿、清热解毒、杀虫止痒目的的一种外治方法。"熏"为熏蒸之意,即将药物煎成汤剂,产生温热蒸汽熏蒸患部。"洗"为淋洗、泡洗之意,即药液熏蒸后,待液温降至合适温度,再以药液淋洗、浸泡机体全身或局部患处。中药熏洗疗法最早记载于《五十二病方》,用于痈证、痔瘘等疾病的治疗。秦汉时期,其应用增多并形成初步理论,《黄帝内经》载曰"其有邪者,渍形以为汗"等。清代《理瀹骈文》认为,"熏蒸渫洗之能汗,凡病之以发表者,皆可以此法"。

(一)作用机理

1. 热刺激:利用药液产生的高温蒸汽熏蒸,扩张皮肤毛细血管、打开毛孔,加快血液、局部淋巴循环,改善新陈代谢。

2. 局部药效:药液直接作用于病变皮肤,产生疗效。

3. 整体调节:通过局部刺激、部分挥发性成分的吸入等调节机体状态,达到"以外调内"的目的。

(二)操作方法

1. 熏蒸:患者取坐位,充分暴露治疗部位,垫好治疗巾。熏蒸仪中放入200 mL药液及600 mL热水,以55 ℃左右为宜,调整蒸汽喷口与皮肤之间距离为25~30 cm,对患处直接喷雾30分钟,每日1~2次。

2. 泡洗:将煎煮的药液加入已消毒的盆中,药量以能全部浸泡患处为宜,待温度降至36~40 ℃后,将患处浸泡药液中,约20~30分钟,结束后擦干并注意保暖避风。

(三)适应证

1. 外科疾病:痈(急性化脓性淋巴结炎)、疔(软组织感染)、发(急性蜂窝织炎)、有头疽(肌肉软组织急性化脓性感染)、流注(肌肉深部脓肿)、丹毒（急性淋巴管炎）、痰毒（急性淋巴结炎、坏死性淋巴结炎）、发颐（急性腮腺炎）、瘰疬（淋巴结核）、乳痈（急性乳腺炎）、粉刺性乳痈（浆细胞性乳腺炎、肉芽肿性乳腺炎）、乳痨（乳腺结核）、瘿痈（亚急性甲状腺炎）等。

2. 骨科疾病：附骨疽（急、慢性化脓性骨髓炎）、流痰（骨与关节结核）、项痹（颈椎病）、腰痹（腰椎间盘突出症）、骨痹（膝关节骨性关节炎）、肩凝症（肩关节周围炎）等。

3. 肛肠科疾病：痔（痔疮）、肛痈（肛周脓肿）、漏疮（肛瘘）、裂肛痔（肛裂）、脱肛（直肠脱垂）等。

4. 妇科疾病：阴痒（外阴瘙痒、外阴炎、阴道炎）、阴疮（外阴炎、前庭大腺脓肿）、产后腹痛及产后身痛等。

5. 皮肤科疾病：白疕（银屑病）、湿疮（急慢性湿疹）等。

6. 周围血管科疾病：臁疮（下肢慢性溃疡）、青蛇毒（血栓性浅静脉炎）、脱疽（血栓闭塞性脉管炎、动脉硬化闭塞症、糖尿病性足病）、筋瘤（下肢静脉曲张）等。

7. 神经内科疾病：眩晕（后循环缺血、脑动脉硬化症）、偏瘫（中风后遗症）、面瘫（面神经炎）等。

8. 眼科疾病：白涩症（干眼症）、消渴目病（糖尿病视网膜病变）等。

（四）注意事项

1. 熏洗前应清洁熏洗部位，若熏洗局部存在破损，应停止熏洗。

2. 熏洗时保持室内温度在 20~26 ℃，注意避风，以防感冒。

3. 熏洗时间过长，会出现患处皮肤红肿加重，一般可自行恢复，后续熏洗时应缩短时间，减少频率。

4. 在过饥或过饱状态下熏洗，会出现大汗淋漓、心慌、头晕、胸闷、低血糖休克等不适症状，应及时通风，注意卧床休息，头部略抬高 15°~20°，并饮少许热水。若为低血糖休克，则立即掐点人中、百会、涌泉穴位，喂以糖水。

5. 熏洗局部可能会出现瘙痒、刺痛感、灼热感等，或出现干燥性红斑、脱屑等，症状轻者，可自行恢复，重者应在医生指导下应用抗过敏药物。避免过度搔抓导致皮肤破损而产生交叉感染。

6. 对于感觉障碍的患者、婴幼儿、老年患者，在熏洗过程中若不慎发生烫伤，出现红肿、水疱等现象，立即用大量清水冲洗烫伤处，外用湿润烧伤膏，严重者应立即至医院处理。

（五）禁忌证

1. 急性传染性疾病、出血性疾病、危重外科疾病、高血压患者血压不稳或血压偏高期、严重心肺疾病患者等禁止使用熏洗疗法。

2. 对于熏洗部位有破损、溃疡者慎用熏洗疗法。

3. 女性经期、妊娠期、产褥期、盆腔器官急性炎症期禁止坐浴。

4. 青光眼、眼部出血性疾病等禁用眼部熏洗。

5. 饱食、饥饿以及过度疲劳时不宜熏洗。

［薛倩一］

中药涂擦疗法

中药涂擦疗法是一种传统的中医治疗方法，将中药药材研磨成粉末或提取成药膏，通过外用的方式，使药物进入皮肤，作用于皮肤的经络、腧穴，以达到祛风除湿、解毒消肿、止痒镇痛等治疗效果。除了"涂"，还有"擦"，其实就是再加上按摩手法，包括：按摩法、推拿法、揉法、滚法、叩击法、点穴法等。根据不同的疾病、不同的位置，选择适宜的手法，达到治疗和促进药物吸收的作用。其剂型有水剂、酊剂、油剂、膏剂等。

（一）作用机理

外用中药能加速局部毛细血管再生，改善血液循环。再通过按摩手法对人体体表的直接刺激，促进气血运行，并且对机体体表做功，产生热效应，从而加速气血的流动，使得外用的中药通过皮肤吸收，达到治疗全身疾病的目的。

（二）操作方法

1. 根据涂药部位，取合理体位，暴露涂药部位。注意保暖，必要时屏风遮挡，患处酌情铺一次性治疗巾。

2. 用盐水棉球清洁患处皮肤，将配制的药物用棉签均匀地涂于患处，面积较大时，可用镊子夹棉球蘸药物涂布。蘸取药物干湿度适宜，涂药厚薄均匀。

3. 涂药后进行局部按摩促进药物吸收。

4. 必要时纱布覆盖，胶布固定。

（三）适应证

1. 周围血管科疾病：臁疮（下肢慢性溃疡）、青蛇毒（血栓性浅静脉炎）、脱疽（血栓闭塞性脉管炎、动脉硬化闭塞症）等。

2. 皮肤科疾病：湿疮（急慢性湿疹）、牛皮癣（神经性皮炎）、风瘙痒（皮肤瘙痒症）、油风（斑秃）、黧黑斑（黄褐斑）、白驳风（白癜风）、白疕（银屑病）等。

3. 骨伤科疾病：项痹（颈椎病）、腰痹（腰椎间盘突出症）、骨痹（膝关节骨性关节炎）、肩凝症（肩关节周围炎）、伤筋（肌肉软组织损伤）等。

4. 妇产科疾病：阴痒（外阴瘙痒、外阴炎、阴道炎）、阴疮（外阴炎、前庭大腺脓肿）、阴疮、阴痒以及术前外阴准备及术后外阴护理等。

5. 内科疾病：偏瘫（中风后遗症）、虚损（慢性疲劳综合征）等，及长期卧床者。

6. 其他：冻伤、烧伤。

（四）注意事项

1. 涂药前需清洁局部皮肤，并告知患者局部涂药后可能出现药物颜色、油渍等污染衣物，甚至出现过敏反应。

2. 涂药次数依病情而定，水剂、酊剂用后需将盖盖紧，防止挥发。

3. 混悬液先要摇匀后才涂药。

4. 霜剂则应用手掌或手指反复涂抹，使之渗入皮肤。

5. 涂药不宜过厚过多，以防止毛孔闭塞。

6. 刺激性较强的药物不可用于面部。

7. 涂药后观察局部皮肤，如有丘疹、瘙痒或者局部肿胀等过敏现象时，应停止用药，并将药物擦拭干净，或遵医嘱内服或外用抗过敏药物。

（五）禁忌证

1. 婴幼儿颜面部禁用。

2. 对药物过敏者禁用。

3. 酊剂禁用于婴幼儿、孕妇、哺乳期产妇、眼周、口唇周围、疮面及黏膜薄弱处。

［薛倩一］

中药熨烫疗法

中药熨烫疗法是将加热后的药物放于人体的某一部位或一定穴位来回慢慢移动烫熨，使药力和热力同时自体表毛窍透入经络、血脉而达到温经通络、散寒止痛、祛瘀消肿的一种外治法。中医熨疗历史悠久，我国现存最早的医学书籍《五十二病方》中就已有熨法的记载。《黄帝内经》也有"病生于筋，治之以熨引"引述。吴师机的《理瀹骈文》创造性地发展了熨法理论并以此通治全身各种病症，对后世影响深远。该法有简、便、验、廉、捷的特点，属于有病治病、无病防病的一种有效且应用广泛的治疗方法。

（一）作用机理

作用机理主要是药物和温热联合作用。首先，药物和温热能够刺激局部组织，扩张血管，促进血流，改善周围组织的营养。其次，药物和温热还能够调节经络阴阳，起到温通经络、行气活血、祛湿散寒的作用。此外，药物通过皮下组织，产生药物浓度的相对优势，发挥较强的药理作用。

（二）操作方法

1. 将药物及粗盐置入锅内，用文火炒至温度60～70 ℃时将其装入双层布袋。

2. 取合适体位，暴露药熨部位。注意保暖，必要时用屏风遮挡。

3. 局部皮肤涂少量凡士林，将药熨袋放在患处或相应的穴位上用力来回推熨。力量要均匀，开始时力量要轻，速度可稍快，随着药袋温度的降低，力量可增大，同时速度减慢。药袋温度过低时可更换药袋。药熨时间一般15~30分钟，每日1~2次。

4. 药熨过程要观察局部皮肤情况，防止烫伤。

5. 药熨后擦净局部皮肤。

（三）适应证

1. 骨伤科疾病：项痹（颈椎病）、腰痹（腰椎间盘突出症）、骨痹（膝关节骨性关节炎）、肩凝症（肩关节周围炎）、腰筋劳伤（慢性腰肌劳损）等。

2. 内科疾病：脾胃虚寒引起的胃脘痛、呕吐（急性胃炎），腹痛、泄泻（急性肠炎）、痉证（中枢神经系统病变）、偏瘫（中风后遗症）等。

3. 妇科疾病：腹痛（盆腔炎、慢性盆腔痛、盆腔瘀血综合征）、痛经、月经不调、产后腹痛、不孕症等。

4. 外科疾病：粉刺性乳痈（浆细胞性乳腺炎、肉芽肿性乳腺炎）、乳癖（乳腺增生病）、象皮腿（淋巴水肿）、脱疽（血栓闭塞性脉管炎、动脉硬化闭塞症）等。

5. 其他：癃闭（前列腺增生症）等。

（四）注意事项

1. 熨法一般需要暴露体表，故操作时应注意室内温度适宜，注意避风，以免感受风寒。

2. 药熨袋温度不宜超过70℃，对年老者、婴幼儿不宜超过50℃，药熨过程中若冷却，应立即更换或加热。若患者感到局部疼痛或出现水疱，应立即停止操作，并进行对症处理。

4. 熨烫过程要注意患者的情况，如有头晕、心慌应停止治疗。

（五）禁忌证

1. 各种实热证或麻醉未清醒者禁用。

2. 腹部包块性质不明以及一切炎症部位禁用。

3. 有恶性肿瘤、金属植入物等部位禁用。

4. 身体大血管处、皮肤有破损处及病变部位感觉障碍者禁用。

5. 急性软组织损伤部位禁用。

6. 孕妇腹部和腰骶部禁用。

[薛倩一]

中医定向透药疗法

中医定向透药疗法，又称药物声透疗法、药物超声促渗疗法、药物超声导入疗法，是指利用超声波促进药物经皮肤或黏膜吸收的一种新型药物促渗技术。20世纪60年代，这项技术开始应用于运动医学，经过近年的研究和应用，药物超声透入技术日趋成熟，并成为传统经皮给药的一种极具潜力的辅助手段。

（一）作用机理

运用超声波仪的生物闭合电路技术和高频电磁场原理，使病灶组织通透性增强，将中药制剂快速直接推进、导入病灶深处；并运用电磁场效应激活药物活性和药效，使局部达到较高的药物浓度，可抑制坏死组织、促进新组织生长，从而达到对病灶的有效控制及治疗效果。导入机体的是纯中药制剂，对皮肤无损伤、无疼痛和无胃肠道刺激等症状。

（二）操作方法

1. 取合适体位，暴露患处，清洁局部皮肤。

2. 采用超声治疗仪，安装贴片和凝胶片，取中药药糊注入凝胶片内，将治疗头连同中药凝胶片释药面粘固于患处局部或穴位处，用弹力带或胶布将治疗头固定好。接通电源，调节参数，按工作键开始治疗。每次20分钟，治疗结束关闭电源，拿下治疗头，去除病人皮肤上的凝胶片。

3. 清除局部皮肤残留药物。

（三）适应证

1. 外科疾病：痈（急性化脓性淋巴结炎）、发（急性蜂窝织炎）、有头疽（肌肉软组织急性化脓性感染）、痰毒（急性淋巴结炎、坏死性淋巴结炎）、发颐（急性腮腺炎）、瘰疬（淋巴结核）、乳痈（急性乳腺炎）、粉刺性乳痈（浆细胞性乳腺炎、肉芽肿性乳腺炎）、乳痨（乳腺结核）、瘿痈（亚急性甲状腺炎）等。

2. 骨科疾病：项痹（颈椎病）、腰痹（腰椎间盘突出症）、骨痹（关节退变）、肘劳（网球肘）、肩凝症（肩关节周围炎）、伤筋（肌肉软组织损伤）等。

3. 内科疾病：偏瘫（中风后遗症）、面风痛（三叉神经痛）、面瘫（面神经炎）、脉痹（周围神经损伤）、头风（血管神经性头痛、偏头痛）、肺胀（慢性阻塞性肺病）、哮喘（过敏性哮喘）、咳嗽（急性支气管炎、肺炎）、久泻（慢性肠炎）等。

4. 妇科疾病：阴痒（阴道炎）、崩漏（功能性子宫出血）、腹痛（附件炎、盆腔炎）、痛经等。

（四）注意事项

1. 治疗过程中注意观察病人反应，询问其感受，根据情况调节参数。

2. 治疗后皮肤出现短暂的发红，可自行消退。对于皮肤出现过敏反应者，应及时给予对症处理。

（五）禁忌证

1. 高热、妊娠、带有心脏起搏器、动态心电图机、人工支架或人工瓣膜的患者禁用。

2. 急性脑出血或极度衰弱患者禁用。

3. 严重心衰、呼吸衰竭的患者禁用。

4. 治疗部位有伤口感染或严重皮肤病患者禁用。

［薛倩一］

中医芳香疗法

中医芳香疗法是指利用中药材的芳香气味或其提取出的芳香精油，以各种形式作用于人体，以达到调节脏腑气机、调和脏腑阴阳的作用。中医芳香疗法运用广泛、历史悠久，早在殷商甲骨文中便有熏燎、艾蒸和酿制香酒的记载，商周时期得见佩戴香囊、沐浴兰汤的习俗。有文献记载的是先秦时代《山海经》中薰草"佩之可以已疠。"至战国时期，芳香疗法逐渐从生活习俗发展为医疗手段，在我国最早的医学典籍《黄帝内经》中也有记载。《本草纲目》更对芳香疗法的用药方式进行总结、创新及更全面的介绍，如涂法、擦法、敷法、扑法、吹法、含漱法、浴法等。清代，吴师机编著的《理瀹骈文》对芳香疗法的作用机理、辨证论治、药物选择、用法用量、注意事项等作了系统的阐述，使芳香疗法有了完整的理论体系。

（一）作用机理

芳香中药具有芳香走窜、能行能散的特性，《药品化义》中提出"香能通气，能主散，能醒脾阴，能透心气，能和合五脏"。经络具有内外联系作用，故外界刺激通过经络的传导、联系，进而和合脏腑以达到疏理气机、调节脏腑功能的目的。结合现代科学技术，探究中医芳香疗法的作用机制，其大致可分为四个途径作用于人体：一是经鼻—脑通道发挥作用：气味分子通过嗅球，穿过鼻黏膜层到嗅神经，经脑内相关通路到达脑实质，并分布到中枢神经系统其他组织中；二是经肺泡—循环系统—脑通路：药物由鼻腔进入呼吸系统，通过血液循环经血脑屏障入脑；三是透皮吸收：药物分子透过皮肤、皮肤附属器路径（毛囊、汗腺、皮脂腺）、角质细胞，最后到达细胞间隙；四是经体表腧穴：药施于窍，通过体表腧穴而作用于相关脏腑，再由脏腑之间的联络而作用于全身。

（二）操作方法

1. 香佩法：将芳香药末装入特制布袋中，藉药物挥发以防治疾病。
2. 香冠法：将芳香药物制成药帽，戴在头上以防治疾病。

3. 香枕法：将芳香药物置于枕芯之内，或将药汁浸在枕套之中，晾干，令人在睡卧时达到防治疾病的目的。

4. 香兜法：将芳香药物研末，用棉花包裹，装入布囊缝好，兜于腹部以治疗某些慢性疾病。

5. 香薰法：用一些芳香气味且容易燃烧的药物制成烟熏剂，用时点燃，熏其患部或居室以防治疾病。

6. 香浴法：用芳香药物浸泡洗浴，或用芳香药物煎煮之热气熏蒸。

7. 香敷法：将芳香药物研为细末，并与各种不同的液体调制成糊状制剂，敷贴于一定的穴位或患部，使药效通过皮肤经络而产生效应。

8. 香熨法：将芳香药物炒热后，用布包裹，熨摩人体肌表某一部位，并时加移动，以收祛风、散寒、止痛、活络之功。

9. 搐鼻法：将药物研成粉末，吹入病人的鼻腔，或由病人闻吸香气，以达到芳香开窍之功。

常见的剂型有：原药剂、散剂、煎剂、膏剂、滴鼻剂、气雾剂、烟熏剂、精油等。

（三）适应证

1. 神经内科疾病：脑络痹（脑动脉硬化症）、偏瘫（中风后遗症）、缺血中风（缺血性脑血管病）、不寐（睡眠障碍）、百合病（神经功能紊乱、精神障碍）、神劳（神经衰弱）、郁证（情绪障碍）等。

2. 妇科疾病：恶阻（妊娠呕吐）、痛经、产妇分娩期疼痛等。

3. 缓解术后恶心呕吐、头晕、头痛。

4. 缓解皮肤衰老等。

（四）注意事项

1. 芳香药物的配伍使用与中药内服方剂的应用原则是一致的，均是在脏腑辨证、八纲辨证理论的指导下进行。

2. 根据病机和病变部位，选择给药方法，如：上焦病用搐鼻法，中焦病用脐疗法或香兜法，全身疾病用香薰或香浴法。

3. 严格掌握药物的剂量和方法，避免药物毒性和皮肤过敏。

（五）禁忌证

1. 有些芳香药物有明显的收缩血管作用，孕妇、严重高血压、青光眼患者慎用。

2. 有些药物对中枢神经有强烈的兴奋或抑制作用，一定要控制用量，且癫痫、哮喘患者禁用或慎用。

3. 有些药物有发汗作用，体虚多汗者慎用。

4. 活动性肺结核患者慎用。

[崔倪]

耳穴贴压疗法

耳穴贴压疗法是耳穴疗法中最常见的一种，是使用药物（常见的为王不留行籽）、磁珠等圆形物质贴敷在耳穴上而达到治病目的的一种方法。耳穴贴压疗法具有调节神经平衡、镇静止痛、脱敏止痒、疏通经络、调和气血、补肾健脾等诸多功能。

（一）作用机理

耳为宗脉汇集之处，耳郭各穴位与经络、脏腑存在紧密联系，对反射区域进行刺激可引起经络传感，有利于脏腑阴阳的调理，对祛除病邪具有积极意义。现代医学研究也表明，耳郭分布着许多神经，与肢体器官的分布有一定的内在联系，通过刺激这些部位可产生生物电效应，改善局部循环，从而起到治疗作用。

（二）操作方法

用75%酒精棉球消毒耳郭，左手固定耳郭，右手用血管钳将粘有药籽的胶布取下，对准穴位贴压，使用拇指、食指指腹对耳穴进行按压，力度以轻微酸胀、有热感为宜。每日按压3～5次，每次3～5分钟。1～5日换贴一次，5次为1个疗程，疗程间隔2～3天。

（三）适应证

1. 内科疾病：不寐（睡眠障碍）、头风（血管神经性头痛）、眩晕（后循环缺血、脑动脉硬化症）、心痹（冠心病）、胃痛（急性胃炎）、呃逆（膈肌痉挛症）、小便频数（尿频）、水肿（慢性肾炎、肾病综合征）、关格（慢性肾功能不全）等。

2. 妇科疾病：痛经、月经不调、绝经前后诸症（更年期综合征）等。

3. 儿科疾病：小儿高热、遗溺（小儿遗尿）、抽动症、多动症、智力低下等。

4. 五官科疾病：鼻渊（鼻炎）、耳鸣（神经性耳鸣）、耳聋（神经性耳聋）、牙痛、近视等。

5. 骨科疾病：项痹（颈椎病）、腰痹（腰椎间盘突出症）、骨痹（膝关节骨性关节炎）、肩凝症（肩关节周围炎）、伤筋（急性扭伤）等。

6. 皮肤科疾病：粉刺（痤疮）、风团（荨麻疹）、牛皮癣（神经性皮炎）、风瘙痒（皮肤瘙痒症）、皮肤过敏症（过敏性皮炎）等。

（四）注意事项

1. 严格消毒，防止感染。

2. 耳郭上有湿疹、溃疡、冻疮破溃等，不宜用耳穴治疗。

3. 耳廓贴压穴位选取不宜过多。

4. 如果贴压后皮肤有瘙痒或疼痛感，请立即取下，小心过敏、发炎。

5. 按压不能过度用力，以不损伤皮肤为宜。

（五）禁忌证

1. 严重心脏病和严重贫血者慎用。

2. 孕妇及习惯性流产者慎用。

3. 过度疲劳、饥饿、精神高度紧张、年老体弱者慎用。

［邢俊武］

针　　法

芒针疗法

芒针疗法是采用特制的细而长的金属针具，循经透刺人体的一定部位的经络腧穴，针达病所，通经接气。芒针是在古代九针之一的"长针"基础上发展演变而来，因其形状细长如麦芒，故称"芒针"。《灵枢·九针论》中曰："……八曰长针，取法于綦针，长七寸，主取深邪远痹者也。"

（一）作用机理

芒针疗法具有激发经气、疏通经络等作用，以调和气血、调节人体脏腑功能。

（二）操作方法

1. 进针手法

（1）捻转进针法：进针时，押手切按穴表面部，刺手持针身下端，露出针尖1~2分，对准腧穴迅速刺入皮下组织内。然后，刺手移至针柄部，拇、食两指持针柄做左右等幅度的捻转动作。刺手在捻转针柄的同时，还要将针身向进针的相反方向拉直；这时，压手又代替刺手，用拇、食两指夹持针身的接近穴位表面段，做节律性刺入。

（2）节律进针法：进针时，押手按压于腧穴表面部，刺手紧捏针身下端，露出针尖1~2分，对准腧穴做快速而节律性的刺进。运用节律进针手法时，必须避开血管和内脏器官。在进针过程中，如果感觉针尖在肌肉组织内碰到坚硬物体而阻碍针尖前进，这是针尖在体内碰到了骨骼或脏器，应该立即将针身略向后捻退一部分，改变方间进针。

2. 进针角度

（1）直刺：针身与皮肤表面呈90°直刺入。适用于肢体相对侧的里经腧穴、其他异经腧穴或肌肉丰厚部的腧穴透刺之用。

(2) 斜刺：针身与皮肤表面约呈45°倾斜刺入。适用于肢体相对侧的异经腧穴，或同一侧的异经腧穴，以及不宜深刺的腧穴透刺。

(3) 横刺：针身与皮肤表面呈15°沿皮刺入。适用于同一侧肢体的本经腧穴、异经腧穴或肌肉浅薄处的腧穴透刺。

操作时可根据透刺的经络腧穴、得气感应、治疗需要等情况而变通，灵活应用。

3. 进针方向

(1) 针对病灶进针：在进针以前，诊断出疾病所在部位，进针时针尖对准病灶所在的部位透刺，使针达病所，或者运用催气手法，使气至病所。

(2) 透穴而刺：由一腧穴进针，针尖循经穿透肢体同一侧数穴；或由一穴进针后，针尖穿透肢体相对侧表里经或其他经腧穴。

(3) 迎随刺法：迎（逆）经而刺为泻，随（顺）经而刺为补。

4. 进针深度

芒针进针的深度必须结合体形、年龄、病情、部位等因素来决定，这样才能达到良好的治疗目的。

人的体质和形体有肥瘦、强弱之分。形瘦体弱者宜相应浅刺；形盛体强者可适当深刺。年老气血衰退以及小儿脏腑娇嫩，稚阴稚阳之体，均不宜深刺；年轻力壮，气血旺盛者可深刺。

（三）适应证

适宜治疗一切急、慢性疼痛病症。

1. 神经系统疾病：中风（脑血管意外）、不寐（失眠）、痫症（癫痫）、郁症（癔症）、癫狂（精神分裂症）、神经官能症、各类瘫痪、共济失调、晨颤麻痹、重症肌无力、小舞蹈病、肌肉痉挛、神经根炎、多发性神经炎、神经痛等。

2. 运动系统疾病：痹症（风湿性关节炎、类风湿关节炎）、肩凝症（肩周炎）等。

3. 消化系统疾病：胃缓（胃下垂）、胃痛（急慢性胃炎、胃痉挛）、腹泻（急慢性肠炎）、肠痈（急慢性阑尾炎）、蛔厥（胆管蛔虫病）、胁痛（胆囊炎、胆石症）等。

4. 呼吸系统疾病：咳嗽（慢性支气管炎）、咳喘（支气管哮喘、过敏性哮喘）等。

5. 泌尿生殖系统疾病：遗溺（遗尿）、癃闭（尿潴留）、男性性功能障碍（阳痿、早泄）、尿路感染等。

6. 妇科病：经行腹痛（痛经）、血枯（闭经）、阴挺（子宫脱垂）等。

7. 眼科疾病：青盲（视神经萎缩）、目系暴盲（视神经炎）等。

8. 耳鼻喉科疾病：鼻渊（鼻炎）、喉痹（咽炎）、聋哑等。

9. 内分泌及新陈代谢疾病：瘿病（单纯性甲状腺肿、甲状腺功能亢进）、消渴（糖尿病）等。

（四）注意事项

1. 患者如初次接受芒针治疗，要耐心地作一般情况的介绍，劝其不要惊惧，不可随便移动体位，并注意取穴宜少、手法宜轻。

2. 对肌肉过于紧张坚韧不易进针，刺下每感疼痛，或皮肤十分松弛者，进针时必须格外小心，可以用转移患者注意力的方法辅助之。

3. 诊断未明的急性疾病，切勿滥用芒针治疗，以免延误病情。

4. 过饥、过饱、酒醉、过度疲劳和某些不能合作的患者，应改在较宜的情况下再施行芒针治疗。

（五）禁忌证

1. 禁刺部位：颅腔、胸腔、椎管（延髓）、囟门、眼球、鼓膜、喉头、生殖器、肛门、动脉。

2. 胸部、背部、头部、颈项部、肩部严禁直刺进针。

3. 久病体虚、孕妇、婴儿和初次接受针刺治疗的患者不适宜应用芒针治疗。

［李广林］

手针疗法

手针疗法是指在经络理论的基础上,针刺手部一些特定穴位,以治疗全身疾病的一种方法。手针疗法作为一种新型疗法被应用于临床是始于20世纪60年代初,其受手部按摩分区及主治的启发,并与中医基础理论与实践密不可分。手针疗法不受针刺体位局限,具有操作简便,安全,易学,疗效显著等特点。

(一) 作用机理

手针疗法结合了生物全息理论、传统经络理论、解剖学理论。全息理论认为,把手伸出,手背朝上,中指伸起、其余四指屈曲,可以得到一个"爬行动物"的雏形。把手心朝上,掌面的各部分与身体内部器官的全息相对应。《黄帝内经》曰:"夫四末阴阳之会者,此气之大络也。"手为人体上肢末端,为三阴三阳经络气血交接部位,针刺手部穴位可调节人体经络气血,进而影响脏腑功能。同时手不仅能接受外部的信息,传输到大脑,手部活动及刺激也能对大脑的皮质功能产生影响。

(二) 操作方法

1. 主要穴位

(1) 手心穴位:大陵、足跟点、踝点、胃肠点、胸点、劳宫、咳喘点、夜尿点、四缝、十宣、神门、少府、大陵、太渊、鱼际、少商;

(2) 手背穴位:腰腿点、肩点、坐骨神经点、脊椎点、咽喉点、颈项点、眼点、后头点、会阴点、前头点、偏头点、头顶点、腰痛、落枕、八邪。

2. 进针:令患者手呈自然弯曲位,术者手持毫针,针尖紧靠骨膜外面而垂直于掌面,直刺入穴位,以不刺入骨膜为准,深度以 2~5 mm 为宜。

3. 行针手法:一般采用小幅度捻转法。如治疗疼痛性病症时,则须用较大幅度捻转结合提插的强刺激手法,持续运针 2~3 分钟,并嘱患者尽量活动病痛处或做局部按摩;痛止后,继续行针 1~3 分钟。

4. 留针时间及疗程：留针时间为5～15分钟，疼痛性疾患可适当延长留针时间。治疗疗程急性病可每日1～2次，不计疗程；慢性病每日或隔日1次，10次为1个疗程。

（三）适应证

1. 内科疾病：感冒（病毒性感冒）、哮病（支气管哮喘）、胃痛（胃十二指肠溃疡）、泄泻（急性胃肠炎、慢性腹泻）、癃闭（尿潴留）、中风（脑出血后遗症、偏瘫）、面瘫（面神经麻痹）等。

2. 骨伤科疾病：腰痛（坐骨神经痛、腰背扭伤）、肩凝症（肩关节周围炎）、项痹（落枕、颈椎病）。

3. 外科疾病：乳痈（浆细胞性乳腺炎、肉芽肿性乳腺炎）、乳癖（乳腺增生病）、丹毒。

4. 妇科疾病：腹痛（盆腔炎、产后腹痛）、痛经、月经不调。

5. 五官科疾病：鼻渊（慢性鼻炎）、鼻衄（鼻出血）、牙痛等。

6. 儿科疾病：乳蛾（急性扁桃体炎）、百日咳、小儿肺炎、疳积、小儿厌食症、小儿惊厥、夜啼、小儿遗尿、小儿尿频等。

（四）注意事项

1. 手针疗法一穴治一病，治疗中注意体质及取穴个体差异。

2. 注意严格消毒，避免发生感染。

3. 手部血管较为丰富，避免刺伤掌中动脉，引起手部血肿。沿手掌骨膜斜刺时，注意不要损伤骨膜。

4. 手针手法重、刺激大，极少情况下会出现晕针情况，注意做好针刺宣教及晕针预防及处理。

（五）禁忌证

因手部没有针刺禁区，手针疗法仅有相对禁忌证。如：局部皮肤破溃、感染者；精神紧张、疲劳、虚弱者；血液病有出血倾向者；孕妇。

［阮志忠］

鍉针疗法

鍉针起源于夏、商、周时期，为中国古代医学"九针"之一，其疗法是一种通过对体表经络穴位进行按压或推压的方式以达到治疗疾病目的的技术，具有舒经活络、益气养血的作用。鍉针的针头尖锐，类似黍粟的形状，长度为三寸半，《黄帝内经·灵枢·九针十二原》中提道："三曰鍉针，取法于黍粟之锐，长三寸半，主按脉取气，令邪出"。《灵枢·官针》中也有关于鍉针的记载："病在脉、气少、当补之者，取以鍉针于井荥分俞"。现代的鍉针器具通常是长约 75～100 mm，针头钝圆，针柄略微粗大，不刺入皮肤，用于穴位表面的推压。临床上多用以治疗经脉阻滞、气血不足之症，具有通经络、养气血，不破入皮下，易得气且祛邪不伤正等优势。

（一）作用机理

1. 电化学效应：当鍉针作用于体表时，会产生微电流，改变局部的电位差。这些变化会影响相应的神经和组织，从而产生疗效。

2. 神经刺激：鍉针通过对皮肤表面的经络穴位进行按压，刺激压觉神经细胞，形成压觉屏蔽区，减轻疼痛感。由于针体直径和长度的设计，大多数情况下不会直接刺激痛觉神经末梢，因此治疗时较为安全。

3. 血液循环促进：鍉针的按压可以促进局部血液循环，增加血流量，有助于改善局部组织的供血和营养状况。

4. 经络穴位刺激：鍉针技术通过对特定经络穴位的刺激，可以调节人体的气血，疏通经络，从而达到治疗疾病的目的。

5. 持续治疗效果：由于鍉针可以长时间作用于皮下，随着施针者的起伏，可以持续刺激穴位，增强治疗效果。

（二）操作方法

1. 消毒：在进行鍉针操作前，需要对施针部位的皮肤进行严格的消毒处理，以防止感染。

2. 固定：按四指持针法（以拇指、中指和环指夹持针身，示指抵针尾部）或执笔式持针法（以拇指、示指、中指捏持针身中上部，无名指抵住针身下部）持针，拿持力度适中。

3. 施针：待局部皮肤周围发生红晕或症状缓解时，缓慢起针。强刺激：将针重压在经脉及穴位上，动作宜快，待病人感觉疼痛或酸胀感向上下扩散时，迅速起针。以得气为度，不刺入皮肤，每穴每次按压2~5分钟，每日或隔日一次，10~15天为一个疗程。

4. 起针：根据不同的治疗方式起针后，局部稍加揉按。

（三）适应证

1. 骨伤科疾病：项痹（颈椎病）、腰痹（腰椎间盘突出）、背部筋伤（筋膜炎）、伤筋（软组织损伤）等。

2. 内科疾病：呃逆（膈肌痉挛）、不寐（原发性失眠）、面瘫（面神经炎）、晨僵（强直性脊柱炎）等。

3. 妇科疾病：痛经、月经不调等。

4. 外科疾病：乳痈（急性乳腺炎）、肛裂、淋证（尿路感染）等。

5. 皮肤科疾病：粉刺（痤疮）、黧黑斑（黄褐斑）等。

6. 五官科疾病：鼻鼽（过敏性鼻炎）、耳啸（神经性耳鸣）、口糜（口腔溃疡）等。

（四）注意事项

1. 鍉针操作时宜垂直按压，不宜斜按。

2. 患者过饥、过饱或过于疲劳时慎用针，避免刺激过强，以免发生晕针。

3. 电鍉针、声电鍉针使用时应注意检查仪器是否漏电。

（五）禁忌证

1. 骨折部位、局部皮肤感染、有瘢痕者禁用。

2. 孕妇、出血倾向、严重高血压及心脏病患者禁用。

3. 皮肤对金属过敏者禁用。

4. 骨骼、脏器内有金属内置物及装有心脏起搏器者禁用电针及声电针。

［姚昶］

平衡针疗法

平衡针疗法是利用针刺调节人体大脑中枢对各器官系统生理功能修复的一种现代针灸疗法,由王文远教授创立。平衡针的原理是通过针刺外周神经靶点,利用传入神经通路至大脑中枢靶位,使失调或紊乱的中枢系统瞬间恢复到原来的平衡状态,通过传出信息通路完成对靶向病变部位的应急性调整,达到机体恢复新的平衡。该法有安全、疗效突出、简便、价廉的特点,是一种简便有效且应用广泛的治疗方法。

(一) 作用机理

1. 提高机体的镇痛效应:现代基础研究证实,高级神经调控中枢当接收针刺指令性后立即调动体内各中枢系统的功能,释放大量镇痛介质例如乙酰胆碱、5-羟色胺、肾上腺素、多巴胺、γ-氨基丁酸、脑啡肽等,参与镇痛。

2. 调节机体的免疫功能:针灸对机体免疫功能的调控是大脑中枢通过神经-内分泌-免疫系统组成的调控中心来完成的。针灸可以使机体激发引起交感-肾上腺髓质系统兴奋,促进释放儿茶酚胺及阿片样物质,并作用于相应的淋巴细胞的受体而引起免疫。

3. 增强机体的消炎退热功能:实验室检查证实,针刺后可使白细胞、炎症细胞下降,改善炎症区微循环和淋巴循环,减少血液和淋巴的淤滞,减轻或消除炎症水肿,促进炎症并遭到愈合。

4. 增加冠脉流量改善循环,调节机体的血压、血糖,调整循环系统、呼吸系统、消化系统、神经系统、泌尿系统功能。

(二) 操作方法

1. 取穴原则

(1) 特异性取穴:特异性取穴主要是针对全身性疾病的取穴方法。如降压穴、降脂穴、降糖穴、感冒穴等。

(2) 交叉性取穴:交叉性取穴主要是指治疗部位与疾病部位的上下和

左右交叉的取穴方法。如治疗臀部疾病，取对侧臂丛神经支配的肩关节部位的臀痛穴；治疗肩关节病变，取下肢对侧坐骨神经支配的小腿部位的肩痛穴。

(3) 对称性取穴：对称性取穴主要是指治疗部位与疾病部位左右对称或前后对称的取穴方法。如治疗胸部的乳腺疾病，取背部的乳腺穴；治疗右侧肩关节、肘关节、腕关节病变，取对称的左侧肩关节相应部位平衡针穴位。

2. 持针方法

(1) 根据不同平衡针穴位，选择不同长度的针具。临床多选用 75 mm 毫针。

(2) 取 75% 乙醇棉球一个，挤干备用。

(3) 将棉球固定在针尖上 1~2 cm 针体处，右手持该处进针。该持针法在进针时不会造成针体弯曲，达到快速进针的功效。

3. 针刺方法

(1) 提插手法：包括上提和下插两个部分。操作中通过改变针尖的方向、角度、深浅以获得针感。主要适用于有特殊针感要求的平衡针穴位，如降压穴、降脂穴、肩痛穴等。

(2) 强化针感手法：指针刺深度达到要求后采用的一种捻转手法。通过拇指与食指按顺时针方向旋转捻动针体发生滞针，然后再按逆时针方向旋转捻动针体并出针。主要适用于病情较重、有特殊针感要求的平衡针穴位，如偏瘫穴、面瘫穴、胸痛穴、胃痛穴等。

(3) 一步到位手法：指针刺深度在 1 寸以内的针刺手法，适用于比较浅表的穴位，进针后即可出针，原则上不提插、不捻转。如明目穴、牙痛穴、踝痛穴等，症状较重时可给予轻度提插、捻转。

(4) 两步到位手法：指针刺深度在 2 寸以内的针刺手法。第一步将针尖刺入体内，第二步将针体刺入达到要求的深度。进针后即可出针，不提插、不捻转。如耳聋穴、过敏穴、痔疮穴、胸痛穴等。

(5) 三步到位手法：指针刺深度在 3 寸以内的针刺手法，第一步将针尖刺入体内，第二步将针体刺入达1~2寸，第三步再将针体刺入达2.5寸左右即可。不提插，不捻转，达到一定深度后即可出针。如臀痛穴、肩背穴、抑郁穴、偏瘫穴等。

（三）适应证

1. 呼吸系统疾病：咳喘（过敏性哮喘）、咳嗽（慢性支气管炎、上呼吸道感染、支气管肺炎）、咯血等。

2. 消化系统疾病：如胃痛（急慢性胃炎）、泄泻（慢性肠炎）、胃缓（胃下垂）等。

3. 心脑血管系统疾病：眩晕（高血压）、中风（脑血管意外）、胸痹（心绞痛）等。

4. 神经系统疾病：痫证（癫痫）、郁证（癔症）、癫狂（精神分裂症）、面瘫（面神经炎）等。

5. 五官科疾病：如鼻鼽（慢性鼻炎、过敏性鼻炎）、各种原因所致牙痛、天行赤眼（急性结膜炎、急性角膜炎）等。

6. 骨科疾病：项痹（颈椎病）、肩凝症（肩关节周围炎）、腰痛病（腰椎间盘突出症）、膝痹（膝关节骨性关节炎）等。

7. 皮肤科疾病：粉刺（痤疮）、丹毒（急性淋巴管炎）等。

8. 妇科疾病：阴挺（子宫脱垂）、带下病（宫颈炎）、阴痒（阴道炎）等。

9. 男科疾病：淋证（前列腺炎）、性功能障碍（阳痿、早泄）等。

10. 急症：各种原因导致的休克、昏迷、晕厥。

11. 其他：还可用于糖尿病、晕车、晕船、晕机、过敏体质的治疗及健康人保健。

（四）注意事项

1. 对初诊者、恐惧针灸者，采用卧位，在给予强化性针感时应先从轻度针感开始。

2. 当个别患者针刺部位出现不适时，可选择与其相对称部位行指针解除不适感。

3. 针刺过程中应用提插手法时，提插次数应控制在 9 次以内，以减少局部软组织的损伤。

（五）禁忌证

妊娠期妇女禁用。

［马雪飞］

浮针疗法

浮针疗法是使用一次性的特制浮针，在局限性病痛的周围皮下浅筋膜进行扫散等针刺活动，迅速缓解疼痛和其他不适症状的针灸疗法。浮针疗法由符仲华教授在 1996 年发明问世。《黄帝内经·灵枢》第七篇《官针篇》强调了针灸在疏通经络、调和气血方面的作用。受古代针刺技术的启发，符教授结合解剖学等现代医学知识，通过自己的临床实践和科学研究，经过创新实践发展出浮针疗法。它是传统针灸学和现代医学相结合的产物，是传统针灸理论的继承、发展和创新。这种方法操作简便、适应证广、疗效确切、痛苦小、副作用少。

（一）作用机理

浮针疗法通过使用浮针在周围皮下浅筋膜进行扫散等针刺活动，刺激皮下浅筋膜层的疏松结缔组织，激发人体的自愈能力，松解肌筋膜，改善局部血液循环，促进新陈代谢，从而达到治疗的目的。

（二）操作方法

1. 合适体位：常用体位有仰卧、侧卧、俯卧、俯伏坐位，对初诊、精神紧张或年老、体弱病重的患者，应尽量采取卧位。

2. 进针点：根据临床表现和通过触摸确定病灶，进针点选取在病灶上下左右均可，针尖指向病灶。小范围病痛进针点近，大范围、多痛点的远；避开皮肤上的斑痕、结节、破损、凹陷、突起等处，尽量避开浅表血管。

3. 消毒：进针点部位和医者手指无菌消毒。

4. 进针：局部皮肤松紧适度，针尖与皮肤呈 15°～25°角刺入，透皮时速度要快，不要刺入太深，到达肌层即停，然后轻轻提拉至皮下。

5. 运针：运针时沿皮下向前稍提起推刺，针尖勿深入。

6. 扫散：以进针点为支点，手握针座，使针尖做扇形扫散运动。扫散时间为半分钟到两分钟不等，频率为 100 次/分钟。

7. 留针：扫散结束后抽出针芯放置于利器盒，固定针座，一般留针 8～24 小时。期间患者可自由活动，但不要剧烈运动和洗澡。

8. 出针：到时取下软针管，局部消毒，干棉球按压即可，完成治疗。

（三）适应证

1. 骨伤科疾病：项痹（颈椎病）、肩凝症（肩关节周围炎）、肘劳（网球肘）、伤筋（腱鞘炎、腕管综合征）、腰痛病（腰椎间盘突出症、腰肌劳损）、膝痹（膝关节炎）、踝关节陈旧性损伤、骨蚀（股骨头坏死）、痹症（强直性脊柱炎）、骨科术后功能障碍等。

2. 内科疾病：头痛（血管神经性头痛）、胃痛（慢性胃炎、胃溃疡）、面瘫（面神经炎）、咳喘（支气管哮喘、过敏性哮喘）、不寐（失眠）、焦虑症等一些心理和慢性疾病。

3. 妇科疾病：腹痛（慢性附件炎）、带下病（宫颈炎）、痛经等。

4. 其他：蛇串疮（带状疱疹后遗神经痛）、胁痛（胆囊炎、胆石症）、淋症（泌尿道结石）等。

（四）注意事项

1. 治疗前全面评估，以确定是否适合进行本疗法。

2. 进针点与病痛处之间最好不要有关节，因关节处活动度大，浮针治疗难以固定且效果差。

3. 留针期间，如果局部出现红肿、瘀肿、出血等明显不适，可拔除所埋软管，必要时及时就诊。

4. 留针时间长，应严格遵循无菌操作原则，避免感染的发生。注意针口密封和针体固定，避免剧烈活动和洗澡，以免汗液和水进入引起感染。夏季或温度较高时，留针不宜超过 16 小时。

5. 治疗后注意局部护理。

（五）禁忌证

1. 囟门未闭的小儿头顶禁用。

2. 孕妇、妇女经期下腹部避免使用。

3. 醉酒、过饥、过劳、精神极度紧张者慎用。

4. 有出血倾向与凝血障碍患者禁用。

5. 危重性疾病患者禁用。

6. 浮肿与炎症患者慎用。

7. 皮肤有感染、溃疡、瘢痕或肿瘤的部位禁用。

8. 骨折或严重损伤患者禁用。

9. 近期做过拔罐、刮痧、贴膏药、涂红花油等刺激性外用药，皮肤有颜色明显变化者，暂不宜施用。

［朱桂祥］

电针疗法

电针疗法是将针刺入腧穴得气后，在针具上通以接近人体生物电的微量低频脉冲电流，利用针和电两种刺激相结合以防治疾病的一种操作技术。临床上常用于各种慢性疾病及神经系统疾病。

（一）作用机理

电针疗法结合了传统针刺治疗和现代电子学技术，利用电针仪输出脉冲电流，通过毫针作用于人体经络腧穴。这种疗法不仅能够刺激穴位，还能通过电流的作用对神经、肌肉等组织产生调节作用，提高治疗效果。电针仪在临床使用中能够输出多种脉冲波形，如密波、疏波、疏密波、断续波等，使得电针疗法在疾病的治疗中更加具有针对性和有效性。电针疗法具有整体性和双向性的调整作用，能够调节脏腑偏盛偏衰，激发人体卫外功能，改善气血运行，提高免疫能力，解痉止痛消肿，镇静宁心安神。

（二）操作方法

1. 选穴方法

（1）选穴时可按传统针灸理论，循经选穴或辨证选穴。

每次治疗需选取2个穴位以上，即主穴配用相应的辅助穴位。一般多选同侧肢体的1～3对穴位为宜。

（2）按神经分布选穴。

头面部：听会、翳风（面神经分布区），下关、阳白、四白、夹承浆（三叉神经分布区）。

上肢部：颈6～7夹脊穴、天鼎穴（臂丛神经分布区），青灵、小海（尺神经分布区）；手五里、曲池（桡神经分布区），曲泽、郄门（正中神经分布区）。

下肢部：环跳、殷门（坐骨神经分布区），委中（胫神经分布区），阳陵泉（腓总神经分布区）；冲门（股神经分布区）。

腰骶部：气海俞（腰神经分布区），八髎（骶神经分布区）。

也可用阿是穴作为电针刺激点。

（3）根据受损部位选穴：

面神经麻痹：取听会或翳风为主穴，额部配阳白，颧部配颧髎，口角配地仓，眼睑配瞳子髎。

上肢瘫痪：以天鼎或缺盆为主穴，三角肌配肩髎或臑上，肱三头肌配臑会，肱二头肌配天府；屈腕和伸指肌以曲池为主，配手五里或四渎。

下肢瘫痪：股前部以冲门或外阴廉为主，加配髀关或箕门；臀、腿后部以环跳或秩边为主，小腿后面配委中，小腿外侧配阳陵泉。

2. 基本操作方法

（1）使用电针仪前，先把强度调节旋钮调至零位，针刺穴位得气后，再将电针仪上每对输出的两个电极分别连接在两根毫针上，负极接主穴，正极接配穴，一般将同一对输出电极连接在身体的同侧。如果在邻近的一对穴位上进行电针，可将两根毫针之间以干棉球相隔，以免短路。最后打开电源开关，选好波型，通电时调节刺激量旋钮，使刺激电量从无到有，由小到大,切忌由大到小,或忽有忽无、忽小忽大。电量的大小因人而异,一般以患者感到舒适为度。临床治疗,一般持续通电15分钟左右,从低频到中频,使病人出现酸、胀、热等感觉或局部肌肉作节律性的收缩。

(2) 治疗结束后,应先将电量降至零值,关闭电源,然后从针柄上除去电极夹,并将刺入组织的毫针拔出。术终还要注意清点针数,检查针刺部位,以免发生遗针或继发出血。

(3) 一般5～7次为1个疗程,每天或隔天1次;慢性病的疗程可稍长,每10天或10次为1个疗程;急症、新发病疗程可缩短,以治愈为准,每天可电针治疗2次。2个疗程之间可休息3～5天。

(三) 适应证

凡用针灸治疗有效的病症均可用电针治疗,其中对面瘫(面神经炎)、痫症(癫痫)、神经官能症、神经痛、神经麻痹、痿证(小儿麻痹后遗症)、中风(脑血管意外后遗症)、胸痹(心绞痛)、眩晕(高血压)、胃肠疾病、项痹(颈椎间盘突出症)、腰痹(腰椎间盘突出症)等疗效较好。在针刺麻醉手术中,电针更有独特的优点。

(四) 注意事项

1. 每次治疗前,检查电针仪输出是否正常。治疗后,须将输出调节电钮等全部退至零位,随后关闭电源,撤去导线。

2. 电针感应强,通电后会产生肌收缩,故须事先告诉病员,让其思想上有所准备,便能更好地配合治疗。电针刺激强度应逐渐从小到大;不要突然加强,以免出现晕厥、弯针、断针等异常现象。

3. 曾作为温针使用过的毫针针柄表面往往氧化,而导电不良;有的毫针针柄由铝丝绕制,并经氧化处理成金黄色,导电性能也不好。这类毫针最好不用,如使用时须将输出电极夹在针身上。

4. 治疗时,如遇到输出电流时断时续,往往是电针机发生故障或导线断损,应修理后再用。

5. 毫针多次使用后,易缺损,在消毒前应加以检查,以防断针。

（五）禁忌证

1. 心脏附近应避免使用电针，特别对患有严重心脏病者，更应注意避免电流回路经过心脏；不横跨脊髓及心脏通电，以防损伤脊髓甚至发生脊髓休克。

2. 对于精神病人的治疗，因其不能自述针感、易躁动，应注意避免使用电针。

3. 垂危病人、孕妇、过度劳累、饥饿、醉酒者，禁用电针。

[方娟]

眼针疗法

眼针疗法是以《易经》的阴阳八卦学说、中医学的五轮八廓学说、脏腑经络学说等为理论依据，以观察眼球结膜络脉形色变化为诊病手段，以针刺特定的眼周八区十三穴的一种针刺方法。眼针疗法治病有效的基础是经络学说，如《素问·五脏生成》篇里说："诸脉者，皆属于目"，说明了眼与人体周身脉络相连。

（一）作用机理

眼与五脏六腑有着密切的联系。针刺眼区经穴，能活血通络，调整五脏六腑功能，使气血通畅，阴阳平衡，从而使中风患者恢复脏腑及肢体功能。

人体十二经脉均直接或间接与眼有联系。针刺眼区穴位能活血祛瘀，通经活络，协调阴阳，从而使中风患者恢复经络气血阴阳平衡，对其肢体功能的恢复有显著疗效。

（二）操作方法

1. 针具的选择：眼睛周围血管丰富，针法不当容易引起出血，所以在针具的选择上应选用较细较短的不锈钢针，以长 15 mm、直径 0.28 mm 的针具最为合适。此外，在针刺前还应该注意针尖是否有钝锉带钩现象，以免损伤毛细血管而引起皮下出血和瘀血。

2. 进针与行气：进针时，一手拇指先按住欲刺穴位的附近部位，使欲刺穴区的皮肤绷紧（但不可使皮肤移位），另一手拇食指持针对准穴位迅速稳准刺入皮内，再慢慢推进到应达到的深度即可，进针应略快，可减少疼痛。进针深度一般为 10 mm 左右。

眼针进针后，一般不作任何捻转提插手法，有得气感即可。眼针得气感多为微痛和胀感，或酸麻感，如针刺未得气，可把针提出 1/3 后改换一个方向再刺入，也可用刮针柄法，以促使得气。

常用的眼针手法有点刺法、沿皮横刺法、眶内刺法、双刺法、表里合刺法、压穴法、眼区埋针法、电针法等八种方法。如：点刺法是医生一手按住眼睑，另一手持针在所选区穴轻轻点刺不出血；眶内刺法是持针紧靠眼眶内缘平直刺入；沿皮横刺法是在选好的穴区眼眶缘外，向应刺的方向沿皮刺入，深度达皮下组织即可；双刺法是在刺入的针旁再刺入一针；表里合刺法是在眶内眶外各刺一针；压穴法是用火柴棒头或三棱针柄等物直接按点压穴位；眼区埋针法是用橡皮膏在眼穴埋藏王不留行籽或皮内针以巩固疗效；电针法是在刺入眼区的针柄上连接电针仪，通以微弱电流以加强刺激。

（三）适应证

1. 眼科疾病：目翳（白内障）、青光眼性头痛、视神经炎、电光性眼炎、近视、斜视、眼睑下垂、目赤肿痛（结膜炎）、针眼（麦粒肿）等。

2. 耳鼻喉科疾病：鼻鼽（过敏性鼻炎）、喉痹（急慢性咽炎）、咽喉痛（急性咽喉炎）、耳鸣（神经性耳鸣）、耳聋（神经性耳聋）等。

3. 内科疾病：胃痛（胃十二指肠溃、胃痉挛）、胁痛（胆道蛔虫病、胆囊炎、胆石症胆绞痛）、呕吐（急性胃炎）、纳呆（拒食症）、脾约（习惯性便秘）、腹泻（慢性结肠炎）、呃逆（膈神经痉挛）、面瘫（面神经炎）、头风（三叉神经痛、偏头痛）、偏瘫（脑血管意外后遗症）、不寐（睡眠障碍）、痫证（癫痫）、神经衰弱、胸痹（心绞痛）、心悸（心律不齐）、眩晕（高血压）、腰痛（肾结石绞痛）、哮喘（过敏性哮喘）、咳嗽（支气管炎、肺炎）等。

4. 妇科疾病：痛经、月经不调、闭经、乳汁不行（乳汁淤积）等。

5. 骨科疾病：腰痹（腰椎间盘突出症、坐骨神经痛）、伤筋（急性腰扭伤）、膝痹（膝关节炎）、跟痛症（足跟痛）等。

6. 其他：惊悸（惊恐病）、瘾疹（荨麻疹）、失语等。

（四）注意事项

1. 在眼眶内刺时，注意用另一手保护眼球，即将眼球轻轻推向针刺的对侧，以免刺伤眼球。进针时针尖应对向眶缘，不可向内。

2. 眼针疗法针刺部位特殊，穴位处皮下组织疏松，血管丰富，神经敏感，临证时选针不当，如针体较粗，针尖带钩，在出针时容易划破血管引起皮下出血。如针柄过长，针体过短，针刺后针柄由重量关系而下垂，针尖移位也易划破毛细血管引起出血。

3. 针刺时宜快速进针，不做反复提插捻转。对于针刺不得气者，可将针轻轻提出，再改变方向刺入，否则也易引起皮下出血。

4. 眼针不宜留针过久，至少 5 分钟，最长不可超过 20 分钟，一般以 15 分钟左右为宜。在留针期间嘱病人不要互相说话，因眼周肌肉属于表情肌，在说话过程中常因肌肉运动而使针体移位，甚至针尖划破毛细血管而引起出血。

5. 起针时首先做到顺针体方向向外拔针，不可向上拔针，在起针时应先将干棉球压迫于被针刺部位，然后慢慢出针，再继续压迫棉球片刻，抬起棉球看看，确信没有皮下出血后方可撤掉棉球，如还有出血，应延长压迫时间。

6. 中风病情稳定后，应用眼针时期越早，其疗效越明显，特别是即刻抬臂效应，直腿抬高效应，甚至下床步行效应等，在眼针的过程中都是很容易见到的。

7. 对于中风偏瘫日久者，如数月至数年，筋骨肌肉均正常者，眼针对其仍然有效。如果因病久发生肌肉萎缩，骨骼变形，肩、肘屈而不伸，或伸而不屈，手不能握或握固难开，下肢难伸不利，足内、外翻，脑软化、脑萎缩者，效果多不理想。

8. 初期偏瘫，让病人仰卧伸腿，将患侧屈膝，令足心踏床面、稳固不动者必有效。如果患足踏床面时左右摇摆不定或不能踏者，均无效或其效甚微。

（五）禁忌证

1. 病势垂危者的抢救期间，精神错乱，气血虚脱已见绝脉者，不可用之。

2. 对头身震颤不止、躁动不安、眼睑肥厚浮肿或下垂者，慎用或不用。

3. 有出血倾向，如血小板减少者、血友病者，应慎用之。

［李广林］

腕踝针疗法

腕踝针疗法是在腕部或踝部的一定刺激部位，用毫针进行皮下针刺以治疗全身相应体表或脏腑疾病的一种方法。本疗法是根据腕踝及原络穴能治诸多脏腑的相关病症的基础上，逐步摸索并发展起来的，具有简单易学、安全无痛、疗效较好的特点。

（一）作用机理

1. 经络皮部理论：从经络学说看，腕踝针疗法分区与十二皮部的分部基本一致，十二皮部体表区域按十二经脉划分，而皮部与经络、内脏又有密切关系，所以皮部是经络及内脏机能反映于体表的部位。《素问·皮部论》曰："皮者脉之部也，邪客于皮则腠理开，开则邪入客于络脉，络脉满则注于经脉，经脉满则入舍于腑脏也。"运用腕踝针可调整相应经络和脏腑功能，促使阴阳调和。

2. 全息理论：生物体的每一个有生命功能又相对独立的局部，包含了整体的全部信息，即整个生物的病变可以通过每个微系统的相应变化反映出来。对其中某个微系统进行治疗，可以使整个生物体发生相应的变化。

(二) 操作方法

1. 定穴和针向

通常采用30号的1.5寸不锈钢毫针比较好。病人体位不限，但针踝部时最好取卧位，使针刺部位的肌肉局部放松。

首先通过了解病情和检查身体，确定病症所在区。如病人的主诉中有病，要进一步检查有无压痛点，它的位置和对指压的反应，然后即可确定针刺方向和进针点位置。

针刺方向以针尖指向病端为原则，若症状在手脚部位（腕或踝关节扭伤、手或脚背冻疮），针朝向指端。进针点位置一般不变，如遇下列三种情况，可考虑适当移位：

(1) 针要刺过的皮下有较粗的血管。

(2) 针尖刺入皮肤处有显著刺痛。

(3) 针朝指端刺等情况，进针点就要沿纵线方向适当移位，但勿向旁移位（即离点不离线）。在这种情况下点的位置虽移动，取点的方向仍然不变，而后用手指接触。皮肤的消毒区域应稍大，以免针体贴近皮肤表面时受感染。

2. 针刺步骤

(1) 进针：用三指持针柄，用另一手之拇指拉紧皮肤。针尖刺入皮肤时，使针体与皮肤呈30°角。用拇指端轻旋针柄，使针尖很快通过皮肤。为了使针刺在皮下的位置尽可能紧贴真皮下，针尖刺入皮下的深度须掌握好。有三个标志可供判断：

① 针尖刺入皮层时可能轻微刺痛，但痛感消失较快。

② 针尖阻力由紧转松。

③ 在估计针尖已刺过皮肤后即可放开持针的手指，要求针自然垂倒并贴近皮肤表面，针尖将皮肤挑起约0.2 cm大小皮丘，如针尖刺入皮下过深，应将针轻轻后退并再观察是否能完全卧倒。以上个标志中第三点是主要的。然后将针循纵线沿皮下平刺插入，但针1区或6区时，要使针体与腕部或踝部的边缘平行，才能保持针刺在皮下。进针要求快，而针推入要

慢，不必捻针，注意要表浅，要松，要不引起酸、麻、胀、重、痛的感觉。若有阻力或出现如上感觉，都表示针刺入太深，可退针后提表浅插入。针推进皮下的长度一般约1.4寸。留针片刻后，可观察原有痛、痒及某些功能受阻症状（例如坐骨神经痛时腿上抬受限）的消失与变化情况如何，以便酌情考虑是否需要调整各针的位置。

（2）调针：这是操作方法中常能影响疗效的一个重要环节。调整针法只是在针刺的当时并判断疗效欠佳的情况下施行；对于一时无法判断疗效的一些病症，如失眠、遗尿、白带多等，就毋需调整。进针后若原有的一些症状未能消除，在方法上可能有以下原因：

① 针不够表浅：这种情况比较多见。因针刺的部位实际上在前臂和小腿的远端，这里上粗下端细，进针时虽然力求表浅，但针尖仍容易刺入皮下较深的部位，并出现局部的胀痛感觉，疗效也往往受影响。此时应将针退出，使针尖到皮下，重新插入更表浅的部位。

② 针的方向不正：医者的位置或受针刺的肢体位置不正，进针后往往歪斜而偏离纵线，就会影响疗效。所以每次进针后要检查针有否偏斜，必要时要在退针后调整。但有时也会出现进针后在原来位置的症状（最多见的是痛点）向旁偏移，此时针虽沿纵线，却要朝症状所在方向略作偏斜。

③ 针刺入的长度不适当：有时也会影响疗效。有的是针刺入的长度不够，使症状未能消失或消失不完全，可将针再推入。但也有针刺入过多，在原来症状所在部位会反而出现沉困、麻木感，或出现头昏、心慌等新的症状，则须将针稍退出，症状即可消失。

有时虽然经过如上的调整，症状仍未能改变，可在留针过程中继续观察，因有些病症在留针的过程中才逐渐显示疗效，例如：部分痛症、感觉麻木、哮喘、精神症状等。

（3）留针：一般半小时。若病情较重或病期较长，可适当延长留针时间一至数小时。留针期间不要作捻针加强刺激。

（4）出针：用消毒棉球压住针孔后迅速出针，防止皮下出血。

（三）适应证

穴点，系指进针点，就是针尖刺入皮肤的位置。查明病症在身体的哪个区，就可在腕部或踝部选取同名的进针点。进针点位置一般情况下不变，但须注意避开血管而适当移位。

左右两侧腕部和踝部的进针点各6个，可用数字标明，次序和四肢各区的编号相一致。

1. 腕部进针穴点和主治病症：腕部进针穴点大致取在离腕横纹上二指环绕腕部的一圈处。

各点记作：上1、上2、上3、上4、上5、上6。其中，上1、上2、上3在掌面，上4在内外面阴阳交界的桡骨缘上，上5、上6在掌背。

（1）上1：位于腕部掌侧面，尺骨尺侧缘与尺侧腕屈肌腱之间的凹陷中，可用拇指尖摸到尺侧尺骨缘后，向前轻推，点的位置在靠肌腱内侧的凹陷处。主治前额痛、目疾、鼻疾、三叉神经痛、面神经炎、前牙肿痛、咽喉肿痛、咳喘、恶心、呕吐、心悸、心痛、眩晕、盗汗、失眠、胃脘痛、皮肤瘙痒、癫痫等。

（2）上2：腕部掌侧面中央，掌长肌腱与桡侧腕屈肌腱之间。主治颞前部痛、后牙痛、颌下肿痛、胸痛、胸闷、哮喘、带状疱疹、指端麻木等，尚用于回乳。

（3）上3：腕部掌侧面的桡侧，靠近桡动脉的桡侧。主治颞浅动脉部位疼痛、高血压、胸痛等。

（4）上4：手掌向内，在拇指侧的桡骨缘上。主治头顶痛、耳疾、下颌关节功能紊乱、肩痛（三角肌前缘处）、胸痛（腋中线部位）、桡侧指痛、腕痛等。

（5）上5：腕部背侧面的中央，尺、桡骨之间。主治后颞部疼痛、肩痛（三角肌中点处）、上肢麻痛及瘫痪、肘痛、腕痛、指痛、指颤、冻疮等。

（6）上6：腕部背侧面尺侧，尺骨尺侧边缘。主治后头痛、枕项痛、肩痛（三角肌后缘处）、脊柱颈胸段疼痛等。

2. 踝部进针穴点和主治病症：踝部进针穴点大致取在离内踝或外踝隆起部最高点以上三横指环绕腿部的一圈。

各点记作：下1、下2、下3、下4、下5、下6。其中，下1、下2、下3在内侧面，下4在胫前，下5、下6在外侧面。

(1) 下1：在跟腱内缘。主治上腹部胀痛、胆道蛔虫病、脐周痛、痛经、带下、遗尿、阴痒、足跟痛等。

(2) 下2：在胫骨内侧后缘。主治胁肋痛、侧腹部疼痛、过敏性肠炎等。

(3) 下3：胫骨前缘向内1厘米处。主治膝关节内侧疼痛。

(4) 下4：胫骨前缘与腓骨前缘的中点。主治股外侧麻痛、膝痛、下肢麻痛、瘫痪、痿痹、足趾痛等。

(5) 下5：小腿外侧中央，靠腓骨后缘。主治髋关节疼痛、踝关节扭伤等。

(6) 下6：靠跟腱外缘。主治急性腰扭伤、腰肌劳损、骶髂关节痛、坐骨神经痛、腓肠肌痉挛疼痛、脚前掌痛等。

（四）注意事项

1. 腕踝针的适应范围也即上下腕踝穴点的主治范围。

2. 腕踝针进针一般应不痛，进针痛时要调针至不痛为度。调针时应将针退至皮下表浅部位，再重新进针，或检查针尖是否沿纵行直线方向插入。

3. 留针时不应有酸、胀和重麻感，以无感应为佳。如有较强感应，说明针刺过深，也应调针。

4. 治疗次数视病情而定。需多次治疗时，可以10次为1个疗程，进展缓慢的病例酌情增加疗程。急性病例可每日针1~2次，一般情况下隔日针1次。

5. 若出现头昏、心慌等症状，需将针退出，以防晕针。

（五）禁忌证

腕踝针一般情况下比较安全，没有绝对的禁忌证，但下列情况要注意：

1. 严重慢性疾病伴有高度贫血、血友病者，不宜针刺。
2. 严重心脏病患者不宜使使用。
3. 孕妇不宜针刺。
4. 腕踝疾患，如溃疡、湿疹、冻疮破溃时，暂不宜针刺。

[李广林]

头针疗法

头针疗法又称头皮针法，是指采用毫针或其他针具刺激头部特定部位，以防治疾病的方法。头针疗法是在传统针灸理论基础上发展而来的。《素问·脉要精微论》指出："头者，精明之府。"头为诸阳之会，手足六阳经皆上循于头面，所有阴经经别和阳经相合后亦上达于头面。

（一）作用机理

针刺头皮特定部位，能起到运行气血、调和阴阳和疏通经络、扶正祛邪的作用。现代医学证明，头针能够改善局部的血液循环和代谢，保护血管内皮，以利循环灌注，从而减轻组织水肿，降低脑组织中的钙离子的含量，避免或减轻神经元坏死。

（二）操作方法

1. 进针：一般根据操作部位选择不同型号的毫针，针体与头皮成15°～30°左右的夹角，针尖向穴线方向，快速将针刺入头皮下。当针尖到达帽状腱膜下层时，针下阻力减小，再将针体沿帽状腱膜下层按穴线方向进针。根据不同穴线长度，刺入不同深度。

2. 行针

（1）捻转：施术时，医者押手按压进针点以固定头皮，刺手肩、肘、腕和拇指固定不动，以保持毫针相对稳定，用拇指掌侧面和食指桡侧面夹持针柄，以食指的掌指关节快速连续屈伸，使针体左右旋转，捻转速度每分钟可达200次左右，持续捻转2～3分钟。

（2）提插：医者押手按压进针点以固定头皮，刺手拇、食指紧捏针柄，针身平卧进行提插。注意指力应均匀一致，幅度不宜过大。可持续提插3～5分钟，提插的幅度与频率视患者的病情与针感而定。

3. 留针：得气后留针15～30分钟。留针期间宜间歇行针2～3次，每次2分钟左右。按病情需要可适当延长留针时间，增加行针次数。偏瘫患者行针或留针期间可嘱其活动肢体（重症患者可做被动运动），有助于提高疗效。

4. 出针：押手固定穴线周围头皮，刺手夹持针柄轻轻捻转以松动针身，如针下无紧涩感，即可出针。出针后应用无菌干棉球按压针孔，以防出血。

（三）适应证

1. 中枢神经系统疾患：如脑血管病引起的偏瘫、失语、假性延髓性麻痹、小儿神经发育不全和脑性瘫痪、颅脑外伤后遗症、脑炎后遗症、癫痫、舞蹈病、震颤麻痹（帕金森病）等。

2. 精神病症：如精神分裂症、紧张综合征、更年期精神紊乱、抑郁症、癔症、失眠等。

3. 疼痛和感觉异常：如头风（血管神经性头痛）、面风痛（三叉神经痛）、肩凝症（肩关节周围炎）、腰腿痛等各种急、慢性疼痛病证，亦可用于多发性神经炎引起的肢体远端麻木，以及风瘙痒（皮肤瘙痒症）、瘾疹（荨麻疹）、皮炎等。

4. 皮质内脏功能失调：如眩晕（高血压）、胸痹（冠心病）、溃疡病、阳痿（男子性功能障碍）、妇女功能性月经不调，以及呕吐（神经性呕吐）、泄泻（功能性腹泻）、脱发、耳啸（神经性耳鸣）等。

（四）注意事项

1. 头皮有毛发，必须严格消毒，以防感染。

2. 由于头皮血管丰富，容易出血，故出针时必须用无菌干棉球按压针孔1～2分钟。头发较密部位易遗忘所刺毫针，故起针时需反复检查。

（五）禁忌证

1. 中风患者急性期，如因脑出血引起昏迷、血压过高时，暂不宜用头针治疗，须待血压和病情稳定后方可选用头针。

2. 患有严重心脏病、重度糖尿病、重度贫血、高热、急性炎症或心力衰竭者，禁用头针治疗。

3. 头部颅骨有缺损处、开放性脑损伤部位、头部严重感染、溃疡、瘢痕部位及小儿囟门未闭合者，禁用头针。

[李广林]

三棱针疗法

三棱针疗法是用三棱针刺破血络或腧穴，放出少量血液，或挤出少量液体，或挑断皮下纤维组织，以治疗疾病的方法。《灵枢·官针》称之为"络刺""赞刺""豹文刺"等，现代称之为"放血疗法"。

（一）作用机理

三棱针法具有通经活络、开窍泻热、调和气血、消肿止痛作用。

（二）操作方法

一般医者右手持针，用拇、食两指捏住针柄、中指指腹紧靠针身下端，针尖露出 3～5 mm。

1. 点刺法：是用三棱针快速刺入腧穴放出少量血液或挤出少量黏液的方法。点刺前，可在拟刺部位或其周围用推、揉、挤、捋等方法，使局部充血，再常规消毒。点刺时，押手固定点刺部位，刺手持针，对准所刺部位快速刺入退出，然后轻轻挤压针孔周围，使出血少许，再以无菌干棉球按压针孔。此法多用于指、趾末端和头面、耳部，如十宣、十二井穴、印堂、攒竹、耳尖等穴。

2. 散刺法：又称豹纹刺，是在病变局部及其周围进行连续点刺以治疗疾病的方法。操作时，根据病变部位大小的不同，可刺 10～20 针，由病变外缘呈环形向中心点刺，点刺后可配合挤压或拔罐等方法，以促使瘀血或水肿的排除，达到祛瘀生新、通经活络的目的。此法多用于局部瘀血、血肿或水肿、顽癣等。

3. 刺络法：是刺入浅表血络或静脉放出适量血液的方法。操作时，先用松紧带或橡皮带结扎在针刺部位上端（近心端），然后常规消毒，针刺时，左手拇指压在被针刺部位下端，右手持三棱针对准针刺部位的静脉，斜向上刺入脉中 2～3 mm，立即出针，使其流出一定量的血液，待出血停止后，再用消毒干棉球按压针孔。当出血时，也可轻轻按压静脉上端，以助瘀血排出、毒邪得泄。此法多用于曲泽、委中等肘膝关节附近等有较明显浅表血络或静脉的部位。治疗急性吐泻、中暑、发热等。

4. 挑刺法：是用三棱针挑断穴位皮下纤维样组织以治疗疾病的方法。操作时，医者用左手按压施术部位两侧，或捏起皮肤，使皮肤固定，右手持针速刺入皮肤 1～2 mm，随即将针身倾斜挑破表皮，再刺入 5 mm 左右深，将针身倾斜并使针尖轻轻挑起，挑断皮下白色纤维样组织，尽量将施术部位的纤维样组织挑尽，然后出针，覆盖消毒敷料。由于挑提牵拉伴有疼痛，可根据情况配合局部表浅麻醉。此法常用于比较平坦、利于挑提牵拉的部位，如背俞穴。该法多用于治疗肩周炎、胃病、颈椎病、失眠、支气管哮喘、血管神经性头痛等较顽固的反复发作性疾病。

每日或隔日治疗 1 次，1～3 次为 1 个疗程，出血量多者，每周 1～2 次。一般每次出血量以数滴至 3～5 mL 为宜。

（三）适应证

多用于实证、热证、瘀血、疼痛等，如高热、伤暑（中暑）、中风闭证（脑血管意外后遗症）、头风（血管神经性头痛、偏头痛）、喉痹（咽喉肿痛）、目赤肿痛（结膜炎）、痈疖初起（皮肤肌肉软组织感染）、牛皮癣（神经性皮炎）、伤筋（扭挫伤）、痹症（骨与关节疾病）、丹毒（急性淋巴管炎）、毒蛇咬伤、疳证（慢性营养障碍）、指（趾）麻木等。

（四）注意事项

1. 施术前应做好必要的解释工作，以消除患者疑虑。

2. 出血量较大时，可用敞口器皿盛接，血液应做无害化处理。患者宜适当休息后才可离开。

3. 医者须避免直接接触患者血液。

4. 应注意避免伤及大动脉。

（五）禁忌证

1. 皮肤有溃疡、感染、瘢痕、肿瘤处禁刺。

2. 虚证、年老体弱、贫血、低血压、妇女怀孕和产后均应慎用。

3. 糖尿病、出血倾向、血管瘤患者禁用。

［李广林］

皮肤针疗法

运用皮肤针叩刺人体腧穴或一定部位，使叩刺部位皮肤充血红晕或渗出微量血液，以防治疾病的方法，称皮肤针疗法。

（一）作用机理

皮肤针疗法的形成与《内经》中的"半刺"、"毛刺"、"扬刺"等浅刺皮肤的刺法有关，其作用机理源于《素问·皮部论》之"凡十二经脉者，皮之部也。是故百病之始生也，必先于皮毛"等相关论述。皮肤针疗法具有通经活络、消肿止痛、祛风除湿、开窍泻热、调和气血等作用。

（二）操作方法

1. 持针方法：持针方式可分为硬柄持针法和软柄持针法两种。硬柄持针法是以刺手拇指、中指夹持针柄，食指伸直按压在针柄中段上面，无名指和小指将针 柄末端固定于小鱼际处握牢；软柄持针法则是采用拇指在上、食指在下的方法夹住针柄，其余手指呈握拳状将其固定于掌心。

2. 叩刺方法：施术部位常规消毒后，医者按上述方法持针，将针头平对叩刺部位，借用腕力叩打皮肤，并迅即弹起，反复进行，至皮肤充血红晕为度。操作要点：用力均匀、速度均匀；借用腕力，即叩即起；针尖起落垂直于叩刺部位。

3. 刺激强度：分为以下三种，可根据患者体质、病情、年龄、叩打部位灵活选用。

（1）弱刺激：叩刺力度小，针尖接触皮肤时间较短；施术部位皮肤微潮红，无明显出血点或渗出；患者略有痛感。适用于老年人、久病体弱者、孕妇、儿童，以及头、面、五官等肌肉浅薄部位。

（2）强刺激：叩刺力度大，针尖接触皮肤时间略长；施术部位皮肤明显潮红、湿润，有较明显的出血点或渗出；患者有较明显的痛感。适用于年壮体强者，以及肩、背、腰、臀、四肢等肌肉丰厚部位。

（3）中刺激：叩刺的力度介于弱、强刺激之间；施术部位皮肤潮红，有少量出血点或渗出；患者稍感疼痛。适用于大多数患者和身体各个部位。

每日或隔日叩刺1次，10次为1个疗程，疗程间隔3~5日。

（三）适应证

广泛应用于临床各科，以功能失调性疾病疗效更佳，对器质性病变也有一定疗效。

1. 内科疾病：感冒（上呼吸道感染）、咳喘（支气管炎炎、肺炎、支气管哮喘）、脾约（功能性便秘）、腹痛、腹泻、胃痛（慢性肠胃炎）、头风（血管神经性头痛、偏头痛）、眩晕（后循环缺血、脑动脉硬化）、不寐（睡眠障碍）等。

2. 五官科疾病：近视、视神经萎缩、乳蛾（急性扁桃体炎）等。

3. 其他：肌肤麻木不仁、痛经、牛皮癣（神经性皮炎）、油风（斑秃）、小儿弱智等。

（四）注意事项

1. 针具要经常检查，注意针尖有无毛钩，针面是否整齐。

2. 叩刺后皮肤如有出血点或渗出，需用消毒干棉球擦拭干净；并嘱患者保持针刺部位清洁，以防感染。

3. 叩刺时要保持针尖的平正，避免针尖斜向刺入和向后拖拉起针，以减轻疼痛。

（五）禁忌证

1. 皮肤创伤、溃疡、瘢痕、不明肿物等部位，不宜使用本法。

2. 凝血功能障碍、急重病证、传染性疾病等，不宜使用本法。

[李广林]

埋针疗法

埋针疗法是将特制的小型针具固定于腧穴部位的皮内或皮下，较长时间留针的一种方法。《素问阴阳应象大论》中说"善治者治皮毛"。《针灸大成》和《灵枢·经脉》认为："刺涩者，必中其脉，随其逆顺而久留之""病滞则久留针"。《素问·离合真邪论》中记载了"静以久留"的留针刺法。《灵枢》记载："内刺五脏，外刺六腑，审察卫气，为百病母，调其虚实，虚实乃止。"埋针可通过刺激人体浅表部分，调节卫气，激发机体卫外能力，达到扶正祛邪的目的。

（一）作用机理

中医理论认为人体是一个有机的整体，五脏六腑与机体皮表是通过经脉沟通的，而穴位是经脉的重要组成部分。外邪侵袭人体，首先侵入皮部络脉，络盛而入客于相对应的经脉，针埋入皮下后，通过皮部和络脉以调节经络及调节卫气，激发机体卫外功能而发挥作用，达到周流气血、平调阴阳的治疗效果，而且长时间留针增加刺激总量，延长针刺作用，获得持续性的治疗作用。从现代医学角度来说，皮肤层散布着皮神经末梢。埋针疗法通过刺激神经末梢，使其神经兴奋后沿着相应的神经传导通路到中枢神经系统——脊髓和大脑，从而激活神经调节系统，并能刺激一系列的化学物质，这些物质可影响血液循环，最终达到治疗疾病的效果。

（二）操作方法

患者选取坐位或卧位，选取穴位并定位，常规消毒后，进行针刺。颗粒型皮内针，用镊子夹住针身，沿皮横刺入皮内，针身埋入皮内 0.5～1 cm，然后用胶布将留在皮外的针柄固定；揿针型皮内针，用镊子夹持揿针尾部的胶布，将针尖对准相应穴位按下揿针并固定。术者用手指以适当的力量按揉埋针处约 1 分钟，以刺激穴位，后嘱患者自行按压，按压频率为每日 5～6 次，每次按压 10 下，两次间隔 2 小时以上。每次留置 2 天。

（三）适应证

1. 内科疾病：眩晕（高血压）、心痹（冠心病）、哮喘（支气管哮喘、过敏性哮喘）、呃逆（膈肌痉挛）、脾约（便秘）、泄泻（急慢性肠炎）、神劳（神经衰弱）、面瘫（面肌痉挛）、头风（偏头痛）、面风痛（三叉神经痛）、肥胖症等。

2. 骨科疾病：项痹（颈椎病）、肩痹（肩周炎）、腰痹（腰椎间盘突出）、膝痹（膝关节骨性关节炎）等。

3. 妇科疾病：乳癖（乳腺增生）、粉刺性乳痈（浆细胞性乳腺炎、肉芽肿性乳腺炎）、痛经、月经不调等。

4. 五官科疾病：麦粒肿、近视等。

5. 皮肤科疾病：粉刺（痤疮）、疣（扁平疣）等。

（四）注意事项

1. 严格无菌操作，防止感染。

2. 埋针时操作要轻、准，防止断针。

3. 皮肤上有湿疹、溃疡等不宜用。

3. 如果埋针后皮肤有瘙痒或疼痛感，请立即取下，小心避免过敏或发炎。

4. 按压不能过度用力，以不损伤皮肤为宜。

（五）禁忌证

1. 皮肤溃破、肿胀、感染的部位禁用。

2. 孕妇、恶性肿瘤患者、出血性疾病患者、对不锈钢过敏的金属过敏者慎用。

3. 关节处谨慎留针。

4. 凝血机制障碍的患者慎用。

［薛倩一］

火针疗法

火针疗法是将特制的针具用火烧红针体后，灼刺人体一定的腧穴或部位，从而达到防治疾病目的一种治疗方法。火针疗法源远流长，《灵枢·官针》言"焠刺者，刺燔针则取痹也"，明代医家高武撰写的《针灸聚英》系统全面地论述了火针疗法，标志着火针疗法的成熟。

（一）作用机理

温经散寒、活血化瘀、软坚散结、祛腐生肌。

（二）操作方法

1. 烧针：一手持点燃的酒精灯，另一手持针烧灼。烧针时应靠近施治部位，一般先烧针身，后烧针尖。火针烧灼的程度，可根据针刺深浅来把握：若针刺较深，需烧至白亮；若针刺较浅，可烧至通红；若仅使针身在表皮部位轻而稍慢地烙熨，则烧至微红即可。

2. 针刺方法：烧针完毕后，应立即垂直点刺已消毒的腧穴，疾进疾退，也可刺入后留针 5～15 分钟再出针。出针后用无菌干棉球按压针孔，以减少疼痛并防止出血。根据治疗需要，又可分为以下五种刺法：

（1）点刺法：在腧穴上施以单针点刺。

（2）密刺法：在体表病灶上施以多针密集刺激，每针间隔不超过 1 cm。

（3）散刺法：在体表病灶上施以多针疏散刺激，每针间隔 2 cm 左右。

（4）围刺法：围绕体表病灶周围施以多针刺激，针刺点在病灶与正常组织的交界处。

（5）刺络法：用火针刺人体表血液瘀滞的血络，放出适量的血液。

3. 针刺深度：应根据病情、体质和针刺部位等情况而定。一般而言，四肢、腰腹部针刺稍深，可刺 5～12 mm 深；胸背部针刺宜浅，可刺 1.5～5 mm 深；痣、疣的针刺深度应以达其基底的深度力宜。

（三）适应证

1. 骨科疾病：项痹（颈椎病）、腰痹（腰椎间盘突出症）、肘痹（网球肘)、肩凝症(肩关节周围炎)、伤筋(腱鞘囊肿)、历节风(类风湿性关节炎)等。

2. 内科疾病：腹泻(慢性结肠炎)、痫证(癫痫)、淋证(尿路感染)、阳痿(勃起功能障碍)等。

3. 外科疾病：瘰疬(淋巴结核)、痈(急性化脓性淋巴结炎)、疽(肌肉软组织感染)、丹毒(急性淋巴管炎)、象皮腿(淋巴水肿)、筋瘤(静脉曲张)。

4. 皮肤科疾病：蛇串疮(带状疱疹)、浸淫疮(湿疹)、牛皮癣(神经性皮炎)、疣、瘊和痣等。

5. 其他：痔疮、痛经、腋臭等。

（四）注意事项

1. 施术时应注意安全，防止烧伤或火灾等事故的发生。

2. 医者应向患者说明术后针刺部位的护理事项，针孔局部若出现微红、灼热、轻度疼痛、瘙痒等症状属正常现象，可不做处理。应注意针孔局部清洁，忌用手搔抓，不宜用油膏类药物涂抹。当天避免针孔着水。

（五）禁忌证

1. 火针刺激强烈，孕妇及年老体弱者禁用。

2. 火热证候和局部红肿者不宜用。

3. 高血压、心脏病、恶性肿瘤等患者禁用。

4. 糖尿病患者、瘢痕体质或过敏体质者慎用。

5. 大失血、凝血机制障碍的患者，以及不明原因的肿块部位禁用。

[李广林]

滚针疗法

滚针疗法就是用滚刺筒滚刺皮部络脉出血，临床上多于滚刺后再拔火罐，使之加大出血量以防治疾病，又称之为滚针拔罐法。滚针源于《内经》中的"毛刺""浮刺""扬刺""赞刺""豹文刺"，又是近代梅花针、七星刺、罗汉针的发展。

（一）作用机理

滚针疗法是着眼于经络皮部，而不局限于穴位，刺激皮肤浅表可以通过十二经皮部作用于脏腑，进而调整阴阳，达到治疗疾病的作用。

（二）操作方法

将滚针筒及皮肤消毒后，滚刺筒对准欲滚刺的部位，上下或左右来回滚刺，至所需刺激强度为止。一般以来回滚刺3~9次为宜。

1. 刺激强度

根据病人的体质、年龄、病情、滚刺部位不同，有弱、中、强三种刺激强度：

（1）弱刺激：用轻力进行滚刺，针尖接触皮肤的时间愈短愈好，病人无甚疼痛，局部皮肤略有潮红，然后拔罐以不出血或滚刺点有少量散在出血点为度。适用于老弱妇儿、虚证患者和肌肉浅薄处。

（2）强刺激：以较重力进行滚刺，针尖接触皮肤的时间可稍长，病人皮肤有疼痛感，局部皮肤刺激点上可见隐隐出血，然后拔罐，以吸拔出多量血为度。适用于年壮体强、实证患者和肩、背、腰、臀部等肌肉丰厚处。

（3）中刺激：介于强弱两种刺激之间，滚刺用力中等，病人皮肤微痛，局部皮肤刺激点仍有散在隐隐出血点，拔罐后吸拔出少量血为度。适用于一般疾病和多数患者，除头面等肌肉菲薄处外，大部分均可用此法。

2. 滚刺部位

滚刺部位一般可有循经、穴位、局部滚刺及整体滚刺四种：

（1）循经滚刺：是在循经路线上进行滚刺的一种方法，最常用的是循项背腰骶部的督脉经和膀胱经，因督脉能调一身之阳气，五脏六腑的背俞穴皆分布在腰背部的膀胱经，所以其治疗范围颇广。其次是四肢的经络，因其下有诸多的特定穴，可治疗各相应脏腑经络的疾病。

（2）穴位滚刺：是根据穴位主治症进行滚刺的一种方法，临床较常用的有各种特定穴、华佗夹脊、阿是穴等。

(3) 局部滚刺：即患部滚刺。例如扭伤后局部红肿疼痛、肌肉挛急处、顽癣等可在局部进行滚刺。

(4) 整体滚刺：根据病情之需要，合理选择上述 2～3 种方法结合进行治疗。

（三）适应证

滚针疗法在临床上主要治疗偏瘫（中风后遗症）、眩晕（高血压）、痹证（颈、腰、关节疼痛）、坐骨神经痛、胁痛（肋间神经痛）、哮喘（支气管哮喘）、阳痿（勃起功能障碍）、神经衰弱、痿证（小儿麻痹后遗症）、绝经前后诸症（更年期综合征）、胃痛（慢性胃炎）、肩凝症（肩关节周围炎）、脊髓空洞症、瘾疹（荨麻疹）、闭经等疾病。

（四）注意事项

1. 滚刺中速度要均匀，防止快慢不一、用力不均地乱滚乱刺。

2. 要按实际需要治疗的部位滚刺，不得随意超过部位，避免增加病人的痛苦。

3. 经常检查针具，当发现针尖有钩、毛或缺损，针锋参差不齐时，要及时更换。

4. 针具及针刺局部皮肤穴位均应消毒，针具一般用 75％乙醇浸泡 30 分钟，即可使用。局部皮肤须用乙醇棉球消毒，并应注意保持针刺局部清洁，以防感染，并在 24 小时内不要沐浴。

5. 使用方法：轻度刺激，隔日 1 次；中度刺激，每周 2 次；重度刺激，以每周 1 次为宜。一般 5 次为 1 个疗程。

（五）禁忌证

1. 局部皮肤有创伤及溃疡、瘢痕处不能用本法。

2. 有出血性倾向或出血后不止的患者，也不能用此法。

［李广林］

腹针疗法

腹针疗法是通过针刺腹部特定穴位治疗全身疾病的一种针刺方法。该疗法根据以神阙穴为中心的腹部先天经络系统理论，寻找与全身部位相关的反应点，并对其进行相应的轻微刺激，从而达到治疗疾病的目的。临床主要适用于神经系统和运动系统疾病。

（一）作用机理

腹部与全身脏腑经络均有密切联系，手三阴经分别络于大肠、小肠、三焦，手三阳经分别系于胃、胆、膀胱，足三阴经分别属于肝、脾、肾，这些脏腑均位于腹部。此外足阳明经别"入于腹里"，足阳明经"上腹而布"，足太阴经"入腹"，足厥阴经"抵小腹"，任脉"循腹里"络"下鸠尾，散于腹"。所以针刺腹针穴位可以疏通经络、调和脏腑、理气止痛，对痛症有较好的疗效。

（二）操作方法

腹针取穴一般根据疾病的部位来选用相应的穴位，采用32号1.5寸的毫针，快速刺入皮下，缓慢推进至所需深度，可作捻转手法，得气后留针20～30分钟，每隔5分钟捻转1次，每次约2分钟。出针时应先将针缓慢退至皮下，然后拔出穴外，并用消毒干棉球按压片刻。10次为1个疗程。

（三）适应证

腹针常用于治疗痛症，如头痛（血管神经性头痛）、腰痹（腰椎间盘突出症）、肩凝症（肩关节周围炎）、胸胁痛（肋间神经痛）、腰腿痛（坐骨神经痛）、痹症（风湿痛）等。此外还可以治疗落枕（颈肩部急性筋膜炎、急性颈部软组织损伤）、项痹（颈椎病）、胸闷、咳嗽（急慢性支气管炎）、呃逆（膈肌痉挛）、心悸（冠心病、心律失常）、遗尿、遗精、痛经、带下病（阴道炎、宫颈炎）等。

（四）注意事项

1. 腹腔中脏器较多，针刺时宜选取较细的毫针刺之，并且下针宜缓，手法不可过猛。

2. 注意避开大血管及脏器，对肝脾肿大、胃下垂、尿潴留者，尤应小心。

（五）禁忌证

1. 凝血功能障碍的患者禁用。

2. 孕妇禁用。

3. 急腹症、腹部肿瘤患者禁用。

4. 针刺穴位局部皮肤有破损、感染患者禁用。

［李广林］

蜂针疗法

蜂针疗法是一种非药物性疗法，又称蜂毒疗法、蜂螫疗法。它是通过将家养蜜蜂的螫针刺在病人的体表穴位（循经取穴，包括耳穴，或压痛点），以天然蜂毒治疗病人所患疾病的一种方法。

（一）作用机理

本疗法是在蛇毒、蝎毒、蜘蛛毒疗法基础上发展而来的，古代文献也有记载。据研究证实蜂毒能直接作用脊髓神经中枢，造成神经系统各个高级部分之间功能联系障碍，抑制周围神经传导，因此有抗痉挛、脱敏和镇痛作用。蜂毒能干扰细胞膜，使较多磷脂酶分子发生变异，因而有溶血、抗凝血、抑制血小板凝集、扩张血管的作用。此外，蜂针刺激穴位本身具有经络调整作用。

（二）操作方法

本疗法操作简易、方便，常用的方法是用活蜂螫入体表穴位或压痛点。治疗前应用肥皂水或温水将所螫部位洗净，用无齿镊挟住蜜蜂或捏住蜂的腹部，将其尾部对准受螫处，待蜂螫后，再用手指轻压腹部，以加快蜂毒的注入。

应当注意，治疗前先观察病人有无蜂毒过敏反应，具体做法是：将蜂螫入体表后半分钟内拔出蜂针，然后观察15分钟，判断方法同青霉素过敏反应。如无严重过敏反应，即可进行治疗。

一般每天治疗2～3次，每次蜂针3～5下，每次蜂针刺后，留针半分钟，然后起针。休息1分钟后再刺第二下，可用单只蜂或多只蜂交替进行。每次取穴3～5个，每治疗一次，让病人静卧休息15分钟，再进行第二次治疗。

（三）适应证

面瘫（面神经炎）、枕神经痛、头风（脑血管神经性头痛、功能性头痛）、面风痛（三叉神经痛）、臂丛神经痛、胸胁痛（肋间神经痛）、腰腿痛（坐骨神经痛）、肩凝症（肩关节周围炎）、风湿病、痛风、瘾疹（荨麻疹）、咳嗽（支气管炎、支气管哮喘）、鼻鼽（过敏性鼻炎）、项痹（颈椎病）、多发性肌炎、神经炎、中风（脑血管意外后遗症）、眩晕（高血压病）、局限性麻痹、体表良性肿瘤、乳癖（乳房良性增生）、肌肉痉挛、瓜藤缠（结节性红斑）、葡萄疫（过敏性紫癜）、胁肋痛（胆绞痛）、狐疝（疝气）、癔病、癫狂、丹毒（急性淋巴管炎）、疮疡痈疽、痔疮等。

（四）注意事项

1. 接受蜂针疗法者，治疗结束后应休息10分钟以上，不宜治疗后立即进行活动。

2. 治疗前不宜吃得过饱，治疗期间不宜饮用含酒精的饮料。

3. 凡初次接受治疗者，出现较轻的疼痛，局部略有红肿，不必惊慌，更不要轻易停止治疗。如出现发烧、恶心、呕吐、心慌出汗者，可应用镇静剂，如肌肉注射25 mg异丙嗪，即可缓解其毒副作用。

4. 凡使用蜂毒注射液者，应在有经验的医生指导下进行，不可随便使用。

5. 治疗前局部皮肤应消毒，以防感染。

（五）禁忌证

1. 患多种器质性心脏病者禁用。

2. 对蜂毒过敏者禁用。

［李广林］

针刀疗法

针刀是由金属材料做成的在形状上似针又似刀的一种针灸用具，多为自行制作，其形状和长短略有不同，一般长为 10～15 cm 左右，直径为 0.4～1.2 mm 不等，分手持柄、针身、针刀三部分。针刀宽一般与针体直径相等，刃口锋利。针刀是在古代九针中的铍针、锋针等基础上，结合现代医学外科用手术刀而发展形成的。针刀疗法是一种介于手术方法和非手术疗法之间的闭合性松解术。其优点是操作简单，不受任何环境和条件的限制。治疗时切口小，不用缝合，对人体组织的损伤也较小，且不易引起感染，无不良反应，病人也无明显痛苦和恐惧感，术后无需休息，治疗时间短，疗程短，患者易于接受。

（一）作用机理

通过用针刀直接在病灶处轻轻切割、松解、剥离等刺激，对局部产生活血化瘀、通畅经络、解除粘连、恢复功能的作用，从而达到病祛痛止的目的。

（二）操作方法

1. 体位的选择：以医生操作时方便、患者被治疗时自我感觉体位舒适为原则。如在颈部治疗，多采用坐位，头部可根据病位选择仰头位或低头位；如在肩部治疗，可采取坐位，也可采取俯卧位或侧身卧位；如在腰背治疗，则取俯卧位；如在下肢后面治疗，则取俯卧位；如在膝关节前部治疗，则取仰卧位；如在手或脚背部治疗，可取坐位也可取仰卧位。无论采取何种体位，在治疗时被治疗部位要全部放松，摆正身体各部体位，免得因体位不正影响操作和治疗效果。

2. 在选好体位及选好治疗点后，做局部无菌消毒，即先用乙醇消毒，再用碘酒消毒，乙醇脱碘。

3. 医生戴无菌手套，最后确认进针部位，并做以标记。对于身体大关节部位或操作较复杂的部位可铺无菌洞巾，以防止操作过程中的污染。

4. 为减轻局部操作时引起的疼痛，可作局部麻醉，阻断神经痛觉传导。常用的注射药物：

(1) 1‰普鲁卡因 2～5 mL，注入每个进针点。

(2) 2%利多卡因 5 mL 左右，注入每个进针点。

(3) 2%利多卡因 5 mL、去炎松 A1 mL 混匀后分别注入 2～3 个治疗点。

(4) 2%利多卡因 5 mL、维生素 B_1 200 mg、维生素 B_{12} 0.2 mg、地塞米松 5 mg、泼尼松 50 mg 混匀后分别注入若干穴位，一般每穴注射入 2 mL 即可。对于深部组织，或治疗较复杂的部位可适当增加注射剂量。

上述药物在针刀治疗结束后按原进针部位注入，此对于手术后疼痛的减轻、促进病变部位渗出液的吸收、防止术后粘连等有积极作用。

5. 进针：要在严格消毒无菌条件下进行，医生左手固定进针刀穴位的周围，同时嘱患者不要活动治疗部位，右手持已选择好的适当型号的针刀，由痛点中心处，顺着肌纤维或肌腱走行方向快速进针刀入皮下，然后再中速的将针刀送入病灶所在深度，或进针到病人出现酸、胀、麻木感时，或是医生针刀下有硬、韧、紧的感觉时停止进针刀，根据病变部位性质进行不同方式的剥离动作 3～5 次后快速出针刀，同时快速以干棉球压迫止血。如有出血倾向者，可在进针处加压敷料，防止深部出血和因血肿再次引起粘连。

6. 常用剥离方式

(1) 顺肌纤维或肌腱分布方向做铲剥，即针刀尖端紧贴着欲剥的组织做进退推进动作（不是上下提插），使横向粘连的组织纤维断离、松解。

(2) 做横向或扇形的针刀尖端的摆动动作，使纵向粘连的组织纤维断离、松解。

(3) 做斜向或不定向的针刀尖端划摆动作，使无一定规律的粘连组织纤维断离松解。剥离动作视病情有无粘连而采纳，注意各种剥离动作，切不可幅度过大，以免划伤重要组织如血管、神经等。在较深部位施针刀松解术，术后可沿肌肉走行方向做推、按手法 10～20 次，以缓解因手术而引起的局部组织痉挛紧张状态和疏散创面的出血。有的可在进针部位消毒后涂擦药水（活血化瘀止痛类）或贴膏药，或在进针部位拔罐，停留5分钟，拔出一些黑血或少量黄色黏液。

每次每穴切割剥离2～5次即可出针，一般治疗1～5次即可治愈，2次相隔时间可视情况为5～7天不等。

（三）适应证

1. 应用指征：① 病人自觉某处有疼痛症状；② 医生在病变部位可触到敏感性压痛；③ 触诊可摸到皮下有条索状或片状或球状硬物、结节；④ 用指弹拨病变处有响声。

2. 主要适应证：项痹（颈椎病）、肩痹（肩周炎）、肘痹（肱骨外上髁炎）、屈指肌腱狭窄性腱鞘炎（弹响指）、跟痛症（足跟痛）、腰痹（第三腰椎横突综合征、慢性腰肌劳损、腰椎间盘突出症、坐骨神经痛、风湿性腰肌膜炎）、臀中肌损伤性腰腿痛等。

（四）注意事项

1. 由于针刀疗法是在非直视下进行操作治疗，如果对人体解剖特别是局部解剖结构不熟悉，手法不当，容易造成损伤。因此医生必须做到熟悉欲刺激穴位深部的解剖知识，以提高操作的准确性和提高疗效。

2. 选穴一定要准确，即选择阿是穴作为治疗点的一定要找准痛点和中心进针，进针时保持垂直（非痛点取穴可以灵活选择进针方式），如偏斜进针易在深部错离病变部位，易损伤非病变组织。

3. 注意无菌操作，特别是做深部治疗，以及重要关节如膝、髋、肘、颈等部位的关节深处切割时，尤当注意。必要时可在局部盖无菌洞巾，或在无菌手术室内进行。对于身体的其他部位只要注意无菌操作便可。

4. 针刀进针法要速而捷，这样可以减轻进针带来的疼痛。在深部进行铲剥、横剥、纵剥等法剥离操作时，手法宜轻，不然会加重疼痛，甚或损伤周围的组织。在关节处做纵向切剥时，注意不要损伤或切断韧带、肌腱等。

5. 在进针或剥离的过程中，如病人出现突然触电样感觉时，要稍微退针刀，改变方向进针，切不可就原位进针，更不能迅猛推进，以免损伤神经。

6. 出针刀应快，同时用棉球长时间压迫，以防出血，如发现有出血，特别是深部有出血倾向，应用无菌棉球或无菌纱布加压固定，防止继续出血。

7. 术后对某些创伤不太重的治疗点可以做局部按摩，以促进血液循环和防止术后出血粘连。

8. 术后鼓励患者多做局部运动和功能锻炼，促进局部血液循环和功能恢复，防止术后新的粘连。

（五）禁忌证

1. 严重内脏疾病或体质虚弱不能耐受针刀治疗者禁用。
2. 全身或局部患有急性感染性疾病者禁用。
3. 施术部位有重要神经血管或有重要脏器而施术时无法避开者禁用。
4. 凝血机制不良或有其他出血倾向者禁用。
5. 严重内科疾病发作，如冠心病、甲亢、心肌梗死、肝炎急性期、肾衰、中风急性期禁用。

［李广林］

拨针疗法

拨针疗法是一种源于中国传统医学的针灸疗法，它结合了古代与现代的技术。拨针疗法在古代文献中有所记载，经过历代的发展和改良，形成了现代的拨针疗法。《黄帝内经》中指出："九针之宜，各有所为，长短大小，各有所施也。不得其用，病弗能移。"拨针结合古代针灸"九针"中长针与圆针的优点。拨针的针尖像九针中的圆针一样圆钝，这是与中医其他有刃微创针具最大的不同之处，这种设计有助于减少对组织的损伤。拨针在古代《内经》中应被称为"巨针"，北宋《琼瑶神书》针谱中亦有记载，清朝时用骨制作应用，民间一直沿用，近代由金属改制而成，临床上并对其治疗基础理论进行重新整理，提出了"拨针八法"治疗。并将拨针针具改良为"Z"字型和"一"字型，更加便于临床操作应用。

（一）作用机理

拨针疗法的原理是以穴位为中心，通过针具在皮肤表面或皮下组织进行刺激，以达到调节人体气血运行、促进身体自我修复和调节功能的目的。具体来说，拨针可以透到各层软组织，从一点进针可以在一个层面上360°方向透针，起到钝性分离、松解疼痛及软组织粘连的作用。同时，拨针还可以对软组织产生机械压力，对疼痛部位筋膜腱鞘有减压作用，消除软组织张力，消除痉挛，祛除局部水肿，筋膜间压力，消除筋膜增厚，使穿过的肌、筋膜、血管、神经束受卡压松解，解除疼痛。此外，针具刺激还有温经散寒、活血行气的功能，从而达到修复受伤的软组织作用。

（二）操作方法

1. 设计定点：选择最有效的、能够有效松解病变软组织的点，注意安全第一。

2. 开皮针开皮。

3. 消毒（消毒面积要足够大），局部麻醉。

4. 操作：一手持针缓慢刺入，另一手提捏需松解部位的软组织，遇硬结或粘连部位通透松解。

5. 出针后拔罐，取罐后指腹按压3~5分钟，敷药覆盖（拨针贴）。

6. 拨针孔的按压：指腹把刀口线对紧按压。

（三）适应证

1. 软组织筋膜劳损性疾病：如肩凝症（肩关节周围炎）、肘劳（网球肘）、足跟痛（跟骨痛）、腰痛、头风（血管神经性头痛）等。

2. 急、慢性跌打损伤、骨裂症等。

3. 脊柱、关节病：如项痹（颈椎病）、项痹（腰椎间盘突出症）、骨性关节炎等。

4. 浅表神经痛症：如面风痛（三叉神经痛）、面瘫（面神经炎）、蛇串疮（带状疱疹）、胸胁痛（肋间神经痛）等。

5. 免疫系统疾病：如痛风、痹症（类风湿性关节炎）、顽痹（强直性脊柱炎）等。

（四）注意事项

1. 确保使用的针具及相关器械均经过严格消毒，防止感染。

2. 握持力度应适中，避免过度拨动导致局部损伤或疼痛加重，确保疗效与安全性。

3. 在操作过程中密切观察患者的生理反应，如有不适应及时停止。

5. 术后保持局部清洁，避免用手触摸拔针部位，防止感染。

6. 建议患者术后避免剧烈活动，保持身体温暖。

7. 注意有无不良反应，如持续疼痛、红肿等，如有异常及时就医。

（五）禁忌证

1. 恶性病变、恶性肿瘤。

2. 发热性疾病、传染性疾病、结核病。

3. 内、外科重症疾病。

4. 凝血功能障碍性疾病，如血友病等。

5. 月经期、妊娠期的女性。

［周欣］

耳尖放血疗法

耳尖放血疗法，就是在耳尖穴上进行一定量的放血，以治疗临床相关疾病的一种针刺方法。耳尖穴，耳穴之一，是针灸临床常用的穴位之一。《针灸大成》云："在耳尖上，卷耳取之，尖上是穴。"即：患者正坐或侧伏，折耳向前，于耳郭上端取穴。放血，又称刺血，是用三棱针、梅花针、毫针或其他工具刺破人体某些腧穴、病灶处、病理反应点或浅表小静脉，放出少量血液而治疗疾病的方法。耳尖放血疗法以其施术简单、效高价廉在临床上得到广泛的应用。

（一）作用机理

耳尖穴是经外奇穴，位于耳郭的最高点，独居阳位，外来之邪，多犯阳经阳位。故在耳尖穴刺血可促进血液循环，改善组织供血供氧，调节脏腑功能，提高机体免疫力，具有抗炎症、抗过敏、抗风湿、退热、镇静、止痛、降压、清脑、明目等作用，以及调节脏腑机能、传递生物信息、增强免疫力和促进细胞代谢的功能。

（二）操作方法

患者取舒适体位，医者用75%医用乙醇消毒双手十指及患者耳尖穴处，并将耳尖穴处揉搓至局部发红、发热，将耳郭自然向耳屏对折，用一次性采血针或一次性注射器针头或小号三棱针，在耳尖穴直刺约2 mm深（以不穿透软骨膜为度），接着医者采取双手拇、食指一捏一放，同时用75%乙醇擦拭点刺处（便于血液的顺利外泄），以见血色由黑紫变为淡红为度，按压止血并碘伏消毒。

（三）适应证

适用于实证、热证、血瘀、疼痛等。

1. 内科疾病：中风（脑梗死、脑出血）、神昏（昏迷）、急惊风（高热惊厥）、高热、头风（血管神经性头痛）、面瘫（面神经麻痹）、不寐（睡眠障碍）、眩晕（高血压）等。

2. 五官科疾病：天行赤眼（急性结膜炎）、针眼（麦粒肿）、乳蛾（急性扁桃体炎）、喉痹（急性咽喉炎）、口疮（口腔溃疡）等。

3. 皮肤科疾病：湿疮（湿疹）、风团（荨麻疹）、粉刺（痤疮）等。

4. 外科疾病：腰痹（急性腰扭伤）、乳痈（急性乳腺炎）、丹毒（急性淋巴管炎）、发颐（急性腮腺炎）等。

（四）注意事项

1. 医生手指和患者治疗部位严格消毒，防止感染。

2. 患者治疗时取仰靠坐位或侧卧位，防止晕针。

3. 挤压时不能局限于耳尖局部，应从较远的范围向耳尖进行轻微的挤按，尽可能减轻或消除疼痛等不良反应的发生。

4. 点刺时手法宜轻、稳、准、快，不可用力过猛，防止刺入过深，创伤过大，出血不宜过多，每次出血量以数滴至 3~5 mL 为宜。

（五）禁忌证

1. 凡血液功能异常特别是出凝血功能异常者，一般禁用刺血疗法。

2. 传染病如艾滋病、乙型肝炎、梅毒等，也禁用。

3. 体质虚弱者、孕妇、产后均不宜使用。

［邢俊武］

穴位埋线疗法

穴位埋线疗法是在针灸理论的指导下，将医用肠线埋入相应穴位而产生一系列治疗效应的一种中西医结合方法，是外治法中常见的方法之一。该疗法将人体可吸收的生物蛋白埋入穴位，达到长效刺激穴位、疏通经络，从而防治疾病的目的，是一种现代针灸的替代疗法。

（一）作用机理

1. 复合刺激作用：多种刺激同时发挥作用，形成一种复杂的持久而柔和的非特异性刺激冲动，一部分经传入神经到相应节段的脊髓后角后内传脏腑起调节作用，另一部分经脊髓后角上传大脑皮层，加强中枢对病理刺激传入兴奋的干扰、抑制和替代，再通过神经-体液的调节来调整脏器机能状态，促进机体新陈代谢，提高免疫防御能力。

2. 提高机体的营养代谢：羊肠线作为一种异性蛋白，埋入穴位后使肌肉合成代谢增高，分解代谢降低，肌蛋白、糖类合成增高，乳酸、肌酸分解代谢降低，从而提高机体的营养代谢。

3. 促进血液循环，加速炎症吸收：肠线入穴后能提高机体的应激能力，促进病灶部位血管床增加，血管新生，血流量增大，血管通透性和血液循环得到改善，从而加快炎症的吸收，减少渗出、粘连。

（二）操作方法

1. 切开埋线法：穴位常规局麻，用手术刀尖刺开皮肤 0.5~1 cm，将血管钳探到穴位深处按摩，然后将小粒羊肠线埋入肌层内，切口用丝线缝合，覆盖消毒纱布。

2. 三角针埋线法：穴位两侧 1～2 cm 处，做好标记，常规消毒，皮内麻醉，用持针器夹住带羊肠线的皮肤缝合针，从一侧局麻点刺入，穿过穴位下方的皮下组织或肌层，从对侧局麻点穿出，捏起两针孔之间的皮紧贴皮肤剪断两端线头，放松皮肤，轻轻按揉局部，使羊肠线完全埋入皮下组织内，覆盖无菌纱布。

3. 切开结扎埋线法：穴位两侧或上、下各 1.5～2.5 cm，局麻，一侧用手术刀尖切开 0.3～0.5 cm，用血管钳插入穴位深处进行按摩弹拨法，然后用持针器夹住带羊肠线的皮肤缝合针从切口刺入，穿过穴位深处，从对侧皮丘穿出，又从出口进针，较第一针浅，至切口出针，将线头适当拉紧，打结，剪断并埋入切口深处，无菌纱布覆盖。

（三）适应证

1. 内科疾病：胃痛（慢性胃炎、胃溃疡）、胃缓（胃下垂）、脾约（便秘）、哮喘（支气管哮喘、过敏性哮喘）、中风（脑血管意外后遗症）、头风（偏头痛）、面风痛（三叉神经痛）、面瘫（面神经麻痹）、消渴（糖尿病）、单纯性肥胖等。

2. 骨科疾病：腰痹（腰椎间盘突出）、项痹（颈椎病）等。

3. 皮肤科疾病：白疕（银屑病）、蛇串疮（顽固性带状疱疹后遗神经痛）、粉刺（痤疮）等。

4. 妇科疾病：绝经前后诸证（围绝经期综合征、绝经后骨质疏松症）、经闭肥胖（多囊卵巢综合征）等。

5. 耳鼻喉科疾病：耳聋（突发性耳聋）、鼻渊（额窦炎）等。

（四）注意事项

1. 严格无菌操作，防止感染，三角针埋线时操作要轻、准，防止断针。

2. 埋线最好埋在皮下组织与肌肉之间，肌肉丰满的地方可埋入肌层，羊肠线不可暴露在皮肤外面。

3. 根据不同部位，掌握埋线的深度，不要伤及内脏、大血管和神经干（不要直接结扎血管和神经），以免造成功能障碍和疼痛。

4. 在一个穴位上做多次治疗时应偏离前次治疗的部位。

5. 注意术后反应，有异常现象应及时处理。

（五）禁忌证

1. 皮肤局部有感染或溃疡时禁用。

2. 肺结核活动期、骨结核、严重心脏病或妇女妊娠期禁用。

［薛倩一］

穴位注射疗法

穴位注射法是将药水注入穴位以防治疾病的一种治疗方法，它将针刺与药物对穴位的双重刺激作用有机地结合起来，发挥其综合效能，以提高疗效。具有操作简便、用药量小、适应证广、作用迅速等优点。

（一）作用机理

1. 放大效应：有研究表明，穴位注射的药物在机体会产生药物的放大作用。即相同剂量的药物在穴位产生的药效，要强于在肌肉或者皮下，甚至静脉注射的效果；或者说要达到同样的药效，穴位注射剂量更小。

2. 针刺效应：在进行穴位注射的同时，注射针同样与针灸针一样在穴位达到针刺样作用，加上药液本身的刺激和效果，针刺后得气的感觉会持续更久和更强。同时药物主治功效与经络穴位主治功能一样时，会起到穴效和药效的"叠加效应"。

（二）操作方法

1. 针具：消毒的注射器和针头，可根据需要选用不同型号。

2. 穴位选择：选穴原则同针刺法，但作为本法的特点，常结合经络、穴位按诊法以选取阳性反应点。如在背部、胸腹部或四肢的特定穴部位出现的条索、结节、压痛，以及皮肤的凹陷、隆起、色泽变异等，软组织损伤可选取最明显的压痛点。一般每次2~4穴，不宜过多，以精为要。

3. 注射剂量：穴位注射的用药剂量决定于注射部位及药物的性质和浓度。头面部和耳穴等处用药量较小，每个穴位一次注入药量为 0.1～0.5 mL，四肢及腰背部肌肉丰厚处用药量较大，每个穴位一次注入药量为 1～5 mL；刺激性较小的药物，如葡萄糖、生理盐水等，用量较大，如软组织劳损时，局部注射葡萄糖液可用 10～20 mL 以上。而刺激性较大的药物（如乙醇）以及特异性药物（如阿托品、抗生素），一般用量较小，即所谓小剂量穴位注射，每次用量多为常规用量的 1/10～1/3。中药注射液的常用量为 1～2 mL。

4. 操作：首先使患者取舒适体位，选择适宜的消毒注射器和针头，抽取适量的药液，在穴位局部消毒后，右手持注射器对准穴位或阳性反应点，快速刺入皮下，然后将针缓慢推进，达一定深度后产生得气感应，如无回血，便可将药液注入。凡急性病、体强者可用较强刺激，推液可快；慢性病、体弱者，宜用较轻刺激，推液可慢；一般疾病，则用中等刺激，推液也宜中等速度。如所用药液较多时，可由深至浅，边推药液边退针，或将注射针向几个方向注射药液。

5. 注射角度与深度：根据穴位所在部位与病变的不同要求，决定针刺角度及深度。同一穴位可从不同的角度刺入。也可按病情需要决定注射深浅度，如三叉神经痛于面部有触痛点，可在皮内注射成一皮丘；腰肌劳损多在深部，注射时宜适当深刺等。

6. 疗程：每日或隔日注射一次，反应强烈者亦可隔 2～3 日注射一次，穴位可左右交替使用。疗程根据病情确定，一般 10 次为 1 个疗程，疗程之间宜间隔 5～7 天。

（三）适应证

1. 骨科疾病：偏痹（坐骨神经痛）、肩痹（肩关节周围炎）、腰痹（腰肌劳损）、骨痹（膝关节骨性关节炎）、肩凝症（肩关节周围炎）、肌纤维组织炎等。

2. 内科疾病：咳嗽（支气管炎）、眩晕（高血压病）、心痹（冠心病）、胃痛（胃十二指肠溃疡）、胁痛（肝炎）、胁痛（胆绞痛）、神劳（神经衰弱）和脑震荡后遗症等。

3. 妇产科疾病：妊娠恶阻（妊娠剧吐）、痛经等。

4. 耳鼻喉科疾病：耳聋（特发性突聋）、耳鸣（神经性耳鸣）、听力减退等。

（四）注意事项

1. 治疗前应对患者说明治疗特点和注射后的正常反应，以消除患者顾虑。

2. 严格遵守无菌操作、防止感染，最好每注射一个穴位换一个针头，如因消毒不严而引起局部反应、发热等，应及时处理。

3. 操作前应熟悉药物的性能、药理作用、使用剂量、配伍禁忌、不良反应和过敏反应等。不良反应较严重的药物，不宜采用。刺激作用较强的药物，应谨慎使用。

4. 切勿将药物注入关节腔、脊髓腔和血管内。注射时如回抽有血，必须避开血管后再注射。

5. 在神经干旁注射时，必须避开神经干，或浅刺以不达神经干所在的深度。如神经干较浅，可超过神经干之深度，以避开神经干。如针尖触到神经干，患者有触电感，就须退针，改换角度，避开神经干后再注射，以免损伤神经，带来不良后果。

6. 颈项、胸背部注射时，不宜过深，防止刺伤内脏。

7. 儿童、老人注射部位不宜过多，用药剂量可酌情减少，以免晕针。孕妇的下腹、腰骶部和三阴交、合谷穴等孕妇禁针穴位，一般不宜作穴位注射。

8. 药物使用前应注意药物的有效期，并注意检查药液有无沉淀变质等情况，如已变质即应停止使用。

9. 下腹部腧穴进行穴位注射前，应先令患者排尿以免刺伤膀胱。需要多次注射时，穴位应轮流使用，一般每穴连续注射不超过 2~3 次。

10. 注射药物时如果发生剧痛或其他不良反应，应立即停注并注意观察病情变化。

（五）禁忌证

1. 婴幼儿及体弱多病者禁用。

2. 孕妇下腹部及腰骶部不宜此法。

3. 穴位局部感染或有较严重皮肤病者局部穴位不用。

4. 诊断尚不清的意识障碍患者禁用。

5. 对某种药物过敏者，禁用该药。

〔李广林〕

灸 法

艾灸法

艾灸法是以艾绒（或其他药物）放置在体表的穴位或病变部位，烧灼温熨，借灸火的热力以及药物的作用，通过经络的传导，起到温通气血、扶正祛邪的作用，达到防治疾病目的的一种方法。《医学入门·针灸》指出："药之不及，针之不到，必须灸之。"说明灸法在临床上具有重要作用，常与针刺合用，相互补充，相辅相成。

（一）作用机理

艾灸法具有温经散寒、扶阳固脱、消瘀散结、防病保健、引热外行等作用。

（二）操作方法

1. 艾炷灸：用手工或器具将艾绒制成的圆锥状物，称为艾炷。将艾炷置于穴位或病变部位上，点燃施灸的方法称为艾炷灸。每燃一个艾炷，称为灸一壮。艾炷灸又分直接灸与间接灸两类。

（1）直接灸：又称为着肤灸，是将艾炷直接置于皮肤上施灸的方法。施灸时如将皮肤烧伤化脓，愈后留有瘢痕者，称为瘢痕灸（又称化脓灸）；施灸时不使皮肤烧伤化脓，不留瘢痕者，称为无瘢痕灸（又称非化脓灸）。

① 瘢痕灸：施灸前可先将拟灸腧穴部位涂以少量大蒜汁，以增强黏附和刺激作用。然后将大小适宜的艾炷置于腧穴上，从上端点燃施灸。每壮艾炷必须燃尽，除去灰烬后，方可继续易炷再灸，直至拟灸壮数灸完为止。施灸时，由于艾火烧灼皮肤，因此可能产生剧痛，此时可用手在施灸腧穴周围轻轻拍打，以缓解疼痛。正常情况下，灸后1周左右，施灸部位无菌性化脓（脓液色白清稀）形成灸疮，经5~6周左右，灸疮自行痊愈，

结痂脱落后留下瘢痕。瘢痕灸会损伤皮肤,施灸前必须征求患者同意方可使用。在灸疮化脓期间,需注意局部清洁,避免继发感染。

②无瘢痕灸:施灸前可先在拟灸腧穴部位涂以少量凡士林,便于艾炷黏附。然后将大小适宜的艾炷置于腧穴上,从上端点燃施灸,当艾炷燃剩1/3左右而患者感到微有灼痛时,即用镊子将艾炷夹去,易炷再灸,直至拟灸壮数灸完为止。一般应灸至局部皮肤出现红晕而不起疱为度。因皮肤无灼伤,故灸后不化脓,不留瘢痕。

(2)间接灸:指用药物或其他材料将艾炷与施灸腧穴皮肤之间隔开而施灸的方法,故又称隔物灸、间隔灸。间隔所用药物或其他材料因病证而异。现将临床常用的几种间接灸法介绍如下:

①隔姜灸:将鲜姜切成直径2~3 cm,厚约0.3 cm的薄片,中间以针刺数孔,置于腧穴或患处,再将艾炷放在姜片上点燃施灸。若患者有灼痛感可将姜片提起,使之离开皮肤片刻,再行灸治。艾炷燃尽,易炷再灸,直至灸完应灸壮数。一般应以局部皮肤出现红晕而不起疱为度。

②隔蒜灸:将鲜大蒜头切成厚约0.3 cm的薄片,中间以针刺数孔,置于腧穴或患处,再将艾炷放在蒜片上点燃施灸。操作方法与隔姜灸相同。

③隔盐灸:用干燥的食盐填敷于脐部,或于盐上再置一薄姜片,上置大艾炷施灸。注意要连续施灸,不拘壮数,以期脉起、肢温、症候改善。

④隔附子饼灸:将附子研成粉末,用酒调和做成直径约3 cm、厚约0.8 cm的药饼,中间以针刺数孔,放在应灸腧穴或患处,上置艾炷,点燃施灸,直至灸完应灸壮数为止。

2. 艾条灸:以艾绒为主要成分卷成的圆柱形长条称为艾条。点燃艾条施灸的方法称为艾条灸。艾条灸可分为悬起灸和实按灸两种方式。

(1)悬起灸:将艾条的一端点燃,悬于腧穴或患处一定高度之上,使热力较为温和地作用于施灸部位。根据操作方法的不同,可分为温和灸、雀啄灸和回旋灸。

①温和灸:施灸时,将艾条点燃的一端对准应灸部位,距皮肤2~

3 cm，使患者局部有温热感而无灼痛为宜。一般每处灸 10～15 分钟，至皮肤红晕为度。对于昏厥、局部知觉迟钝的患者，医者可将食指、中指两指分开置于施灸部位两侧，以医者手指感知患者局部受热程度，以便及时调节艾条高度，防止烫伤。

② 雀啄灸：施灸时，艾条点燃的一端与施灸部位皮肤的距离并不固定，而是如鸟雀啄食一样上下活动，至皮肤红晕为度。

③ 回旋灸：施灸时，艾条点燃的一端与施灸部位皮肤虽然保持一定距离，但艾条并不固定，而是左右移动或反复旋转施灸。

(2) 实按灸：将点燃的艾条隔数层布或绵纸实按在穴位上，使热力透达深部，火灭热减后重新点火按灸，称为实按灸。若患者感到按灸局部灼烫、疼痛，即移开艾条，并增加隔层。灸量以反复灸熨 7～10 次为度。若在艾绒内另加药物后，用纸卷成艾卷施灸，名为"太乙神针"和"雷火神针"。

① 太乙神针灸：历代医家之药物配方记载有所不同，一般处方为：人参 250 g，参三七 250 g，山羊血 62.5 g，千年健 500 g，钻地风 500 g，肉桂 500 g，川椒 500 g，乳香 500 g，没药 500 g，炮甲 250 g，小茴香 500 g，蕲艾 2 000 g，甘草 1 000 g，防风 2 000 g，人工麝香少许。加工炮制后，共研为末，每支艾条加药末 25 g。

② 雷火神针灸：历代医家之药物配方记载有所不同，一般处方为：沉香、木香、乳香、茵陈、羌活、干姜、炮甲各 9 g，人工麝香少许。加工炮制后共研为细末，将药末混入 94 g 艾绒，用棉皮纸卷成圆柱形长条，外用鸡蛋清涂抹，再糊上桑皮纸 6～7 层，阴干待用。

3. 温针灸：毫针留针时在针柄上置以艾绒（或艾条段）施灸的方法，称为温针灸。操作时，先将毫针刺入腧穴，得气并施行适当的补泻手法后，将针留在适当的深度，再将纯净细软的艾绒包裹于针尾；或将 2～3 cm 长的艾条段直接插在针柄上，点燃施灸，待艾绒或艾条燃尽后除去灰烬将针取出。应用时须注意防止艾火脱落烧伤皮肤。

4. 温灸器灸：温灸器又称灸疗器，指专门用于施灸的器具。临床常用的温灸器有灸架、灸盒和灸筒。用温灸器施灸的方法称为温灸器灸。施灸时，将艾绒或艾条装入温灸器，点燃后置于腧穴或应灸部位进行熨灸，以所灸部位的皮肤红晕为度。

另：非艾灸法

1. 灯火灸：又称灯草灸、油捻灸，是民间沿用已久的简便灸法。用灯芯草一根，以麻油浸之，燃着后对准穴位或患处，迅速点灸皮肤，一触即起，接触皮肤时会伴有"叭"的爆焠声，如无爆焠声可重复一次。注意燃火前用软绵纸吸去灯芯草上的浮油，以防止点火后油滴烫伤皮肤。灸后皮肤出现黄褐色斑点或斑块，偶尔会起小疱。

2. 天灸：是将一些具有刺激性的药物涂敷于穴位或患处，使局部充血、起疱，犹如灸疮，故名天灸，又称药物灸、发疱灸。常用中药有白芥子、细辛、大蒜、斑蝥等。

(1) 白芥子灸：将白芥子适量，研为细末，用水调成糊状，贴敷于穴位或患处，以活血止痛膏固定。贴敷1~3小时，以局部皮肤灼热疼痛为度。

(2) 细辛灸：取细辛适量，研为细末，加醋少许，调成糊状，敷于穴位或患处，以活血止痛膏固定。贴敷1~3小时，以局部皮肤灼热疼痛为度。

(3) 蒜泥灸：将大蒜捣烂如泥，取3~5g贴敷于穴位或患处，以活血止痛膏固定。贴敷1~3小时，以局部皮肤灼热疼痛为度。

(4) 斑蝥灸：将芫菁科昆虫南方大斑蝥或黄黑小斑蝥的干燥全虫研末，用醋或甘油、乙醇等调和。使用时先取胶布一块，中间剪一小孔（如黄豆大），对准应灸部位粘贴，将斑蝥粉少许置于孔中，上面再贴一层胶布固定，以局部起疱为度。

5. 灸感及灸法补泻

(1) 灸感：感是指施灸时患者的自我感觉。由于艾灸法主要是靠灸火直接或间接地在体表施以适当的温热刺激来达到治病和保健的作用，除瘢痕灸外，一般以患者感觉灸处局部皮肤及皮下温热或有灼痛为主，温热刺激可直达深部，经久不消，或可出现循经感传现象。

（2）灸法补泻：关于艾灸的补泻，始载于《内经》。《灵枢·背腧》里说："气盛则泻之，虚则补之。以火补者，毋吹其火，须自灭也。以火泻者，疾吹其火，传其艾，须其火灭也。"灸法的补泻亦需根据辨证施治的原则，虚证用补法，实证用泻法。艾灸补法，无需以口吹艾火，让其自然缓缓燃尽为止，以补其虚；艾灸泻法，应当快速吹艾火至燃尽，使艾火的热力迅速透达穴位深层，以泄邪气。

6. 施灸的先后顺序

对于施灸的先后顺序，古人有明确的论述，如《备急千金要方·灸例第六》说："凡灸，当先阳后阴……先上后下。"《明堂灸经》也指出："先灸上，后灸下；先灸少，后灸多。"就是说应先灸阳经，后灸阴经；先灸上部，再灸下部。就壮数而言，先灸少而后灸多；就大小而言，先灸艾炷小者而后灸大者。上述施灸的顺序通常是指一般的规律，但不能拘泥不变。如脱肛的灸治，则应先灸长强以收肛，后灸百会以举陷，便是先灸下而后灸上。此外，施灸应注意在通风环境中进行。

（三）适应证

1. 瘢痕灸：临床上常用于治疗哮喘（支气管哮喘、过敏性哮喘）、风湿顽痹（颈、腰、关节疼痛）、瘰疬（淋巴结核）等慢性顽疾。

2. 无瘢痕灸：一般虚寒性疾患均可采用此法。

3. 隔姜灸：此法常用于因寒而致的呕吐（急性胃炎）、腹痛（急性肠炎）以及风寒痹痛（颈、腰、关节疼痛）等。

4. 隔蒜灸：此法多用于治疗瘰疬（淋巴结核）、肺痨（肺结核）及肿疡初起等。

5. 隔盐灸：此法多用于治疗伤寒阴证或吐泻并作（急性胃肠炎）、中风脱证（脑血管意外）等。

6. 隔附子饼灸：此法多用于治疗命门火衰而致的阳痿、早泄、宫寒不孕或疮疡久溃不敛等。

7. 悬起灸：适用于多种可灸病证，其中温和灸多用于灸治慢性病，雀啄灸、回旋灸多用于灸治急性病。

8. 实按灸："太乙神针"治疗风寒湿痹、肢体顽麻、痿弱无力、半身不遂等均有效；"雷火神针"临床主治急性扭挫伤及寒湿气痛，其他大体与"太乙神针"主治相同。

9. 温针灸：此法将针刺与艾灸结合应用，适用于既需要留针而又适宜用艾灸的病证。

10. 温灸器灸：临床需要灸治者，一般均可应用，对小儿、妇女及畏灸者尤为适宜。

11. 灯火灸：主要用于治疗小儿疹腮（病毒性腮腺炎）、乳蛾（急性扁桃体炎）、吐泻（急性胃肠炎）、麻疹、急惊风（惊厥）等病证。

12. 白芥子灸：一般可用于治疗咳喘、关节痹痛、口眼歪斜等症。

13. 细辛灸：可敷涌泉或神穴以治小儿口腔炎等。

14. 蒜泥灸：如敷涌泉穴，治疗咯血、鼻衄；敷合谷穴，治疗乳蛾（急性扁桃体炎）；敷鱼际穴，治疗喉痹（急性喉炎）等。

15. 斑蝥灸：可治疗癣痒等症。

（四）注意事项

1. 防止燃烧的艾绒脱落烧伤皮肤和衣物。

2. 施灸过量，时间过长，局部会出现水疱，只要不擦破，可任其自然吸收；如水疱较大，可用消毒毫针刺破，放出水液，再涂以烫伤油或消炎药膏等。

3. 瘢痕灸者，在灸疮化脓期间，要保持局部清洁，并用敷料保护灸疮，以防感染；若灸疮脓液呈黄绿色或有渗血现象者，可用消炎药膏或玉红膏涂敷。

（五）禁忌证

1. 凡颜面部不用直接灸法，以防形成瘢痕，影响美观；关节活动处不宜用瘢痕灸，以防化脓、溃烂，不宜愈合。

2. 大动脉处、心脏部位、静脉血管、肌腱潜在部位，妊娠妇女的腰骶部、下腹部以及乳头、阴部、睾丸等处均不宜施灸。

3. 对于外感温病、阴虚、内热、实热证一般不宜施灸。

4. 传染病、高热、昏迷、抽搐，或极度衰竭，形瘦骨立，呈恶病质之垂危状态，自身已无调节能力者，亦不宜施灸。

5. 空腹、过劳、过饱、过饥、醉酒、大渴、大惊、大恐、大怒者、极度疲劳和对灸法恐惧者，应慎用艾灸。

6. 不宜在风雨雷电、奇寒盛暑、大汗淋漓、妇女经期之际施灸（治大出血例外）。

［李广林］

动力灸疗法

动力灸是在实按灸——太乙神针灸的基础上发展起来的创新灸法，有机结合了中药、艾灸、推拿三种治疗方法。它是用浸泡了中药药液的红布和有韧性的隔垫纸包裹点燃的艾条，红布接触人体皮肤，趁热在需要治疗的部位进行点、按、揉、摩、抖、震颤等推拿手法，使热量渗透到皮肤深层。这种灸法解决了太乙神针灸在灸治过程中艾条易灭、垫纸易燃、患者容易被烫伤等问题，相比于悬起灸，取效更快、更佳。《太乙神针》有云："然悬起一法，取效较缓，实按一法，轻则布易燃，重则火易灭，均有微碍。"

（一）作用机理

1. 药物方面：动力灸中包裹点燃艾条的红布是浸泡了中药药液的，一般多选用活血化瘀、通络止痛的药物，如桃仁、红花、地龙、丝瓜络、葛根、姜黄、当归等。现有研究证实，中药活血类药物能消除组织水肿和炎症渗出，抑制急性炎症毛细血管通透性增高，对抗慢性炎症的肉芽组织增生等，有显著的抗炎、镇痛效果。根据治疗的疾病不同，辨证施治选用不同的中药组方。

2. 艾灸方面：艾灸燃烧产生光和热，这是艾灸发挥主要效应机制的途径。有研究认为，艾灸的温通作用是艾灸发挥抗炎效应的主要方式，可以治疗人体气血阻滞状态，且艾灸的温热功效范围包括了热疗的作用，可以治疗局部亚急性和慢性炎症，减轻神经痛、肌痛和关节痛以及抗痉挛，刺激细胞的生长和再生。

3. 推拿方面：推拿手法属于机械力刺激，有良好的镇痛、活血化瘀等效应，《素问·举痛论》云："寒气客于肠胃之间，膜原之下，血不得散，小络急引，故痛。按之则血气散，故按之痛止"，《医宗金鉴·正骨心法》亦记载："若跌打损伤，伤聚凝结，身必俯卧，若欲仰俯、侧卧皆不能也，疼痛难忍，腰筋僵痛，宜手法。"推拿活血化瘀效应的实现是通过调控血管内皮功能以及干预内皮细胞钙离子通道信号转化而引发的生物学效应。推拿也可以通过干预局部致痛物质以及局部镇痛递质来发挥镇痛效果。

动力灸结合了中药、艾灸、推拿三者的功效，在治疗脊柱相关性疾病、四肢关节类疾病以及其他疼痛性疾病时能发挥较强消炎、镇痛、活血化瘀等功效。

（二）操作方法

1. 病人体位：一般根据不同病情，采取相应的姿势，如颈部、肩部病患可取坐位；背部、腰部疾患可采取俯卧位；腰腿部疾患可采取俯卧位或骑竹马位；下肢关节病变可采取仰卧位、俯卧位或侧卧位。

2. 备用艾条5～10支。艾条的要求要裹得紧，同时要有韧性。这样艾条在施灸操作中就不易断裂。艾条以清艾条为好。

3. 包裹点燃艾条的红布是用中药汤液浸泡的，用时取出。中药处方是：桃仁、红花、地龙、丝瓜络、葛根、姜黄、当归。

4. 用有韧性的皱纹纸作为艾火与药布之间的隔垫纸。

5. 将红布包裹点燃的艾条，趁热在需要治疗的部位施以点、按、揉、摩、抖、震颤等手法，使热力向深层渗透患者感觉舒适。每次用5～8支艾条，每支艾条可灸约3分钟，也可根据需要一次包裹2～3支艾条施灸。急性痛症每日治疗一次；慢性疼痛可两日治疗一次。10次为一个疗程。

6. 动力灸在治疗时以经络为基础，穴位为依据，实行点、线相结合的治疗程序，在治疗中以注意循经取穴的作用。在治疗局部病变时，灸治的范围应向周围扩大，更好地起到疏通经络的作用。

（三）适应证

1. 脊柱相关性疾病：包括项痹（颈椎病）、腰痹（腰椎病）、龟背风（强直性脊柱炎）等。

2. 四肢关节疾病。

3. 脏腑病等其他疼痛类疾病。

（四）注意事项

1. 动力灸主要运用在脊柱及其两侧、四肢关节肌肉丰厚处。不宜在腹部、胸部心脏区域、颈部喉结及颈动脉处施灸。

2. 若皮肤有湿疹、溃破、疮疡、水疱等皮肤损伤则不宜在患处施灸。

3. 孕妇不宜在腰部、腹部施灸。

4. 施灸时不宜在皮肤上摩擦，以免损伤皮肤。

（五）禁忌证

1. 伤口处、皮肤较薄、肌肉较少的部位不宜直接灸，如面部、关节处、乳头处、睾丸、会阴部。

2. 大血管处、心脏部位不宜施灸。

3. 高热、昏迷、抽风期间、妇女经期、妊娠期、传染病、身体极度衰竭等情况忌灸。

4. 极度疲劳，过饥、过饱、酒醉、大汗淋漓、情绪不稳等情况禁灸。

[李广林]

中药泥灸疗法

中药泥灸疗法是药灸疗法以及温敷疗法相结合的一种延伸，包括热灼、熨烫、药物疗效和穴位刺激。中药泥灸是在外敷疗法的基础上加上火山能量泥、膏药基质（根据不同病症采用不同协定处方，充分体现中医辨证施治）配置而成。晋葛洪的《肘后备急方》、唐代孙思邈的《千金要方》

等书籍中都有泥疗的记载。李时珍的《本草纲目》中曾说及泥与人体的关系，曰："诸土皆能胜湿补脾。"中医认为，脾属土，自然界的泥土敷于人体，皆于人体的脾"同气相召"，凡因脾引起的疾病，用泥疗疗效明显。

（一）作用机理

1. 局部温热刺激效应：温热刺激，使局部皮肤充血，毛细血管扩张，增强局部的血液循环与淋巴循环，缓解和消除平滑肌痉挛；使局部的皮肤组织代谢能力加强，促进炎症、瘢痕、浮肿、粘连、渗出物、血肿等病理产物消散吸收，同时又能使汗腺分泌增加，有利于代谢产物的排泄；还可引起大脑皮质抑制的扩散，降低神经系统的兴奋性，发挥镇静、镇痛作用；其温热作用还能促进药物的吸收。

2. 经络调节机理：经络学说是中医学说的重要内容，也是灸疗学的理论基础。人是一个整体，五脏六腑、四肢百骸是互相协调的，这种互相协调关系主要是靠机体自控调节系统实现的。皮肤起着接收器和效应器的作用，经络起着传递信息和联络的作用，经络是一个多层次、多功能、多形态的调控系统。在穴位上施灸时，由于泥灸的温热刺激，产生相互激发、相互协同、作用叠加的结果，导致生理上的放大效应。

（二）操作方法

1. 将火山能量泥灸放入微波炉高火加热2分半钟后拿出搅拌均匀，再放入微波炉加热半分钟左右即可融化（加入中药成分的泥融化时需要5分钟或更久）。

2. 准备保鲜膜垫于床上和隔离衣物，防止泥灸弄到衣服上难以洗净。

3. 准备热毛巾给敷泥部位温敷一下，试泥灸的温度。

4. 取下热毛巾，泥灸温度适宜，即可将泥灸敷于人体病症部位。

5. 待泥灸敷完后，泥灸上面盖上保鲜膜后，再盖上毛毯。

6. 40~60分钟后取下泥，2小时内不能受凉。

（三）适应证

1. 骨科疾病：项痹（颈椎病）、腰痹（腰椎间盘突出症）、骨痹（膝关节骨性关节炎）、肩凝症（肩关节周围炎）、腰筋劳伤（慢性腰肌劳损）等。

2. 妇科疾病：月经不调如月经量过少、月经后期、不孕症、癥瘕（子宫肌瘤、子宫腺肌病）及痛经等。

3. 内科疾病：久咳（慢性支气管炎）、肺胀（肺气肿）、哮喘（支气管哮喘）、胃痛（慢性胃炎）、眩晕（高血压）、心痹（冠心病）、胃脘痛（慢性胃炎）、水肿（慢性肾炎、肾病综合征）、关格（慢性肾功能不全）等。

4. 其他：手术后、出血后、大病重病后、产后身体虚弱。

5. 亚健康状态的人群。

（四）注意事项

1. 患者在情绪激动、大汗、疲劳、饥饿、过饱等情况下不宜施治。

2. 治疗期间忌食辛辣、油腻、寒凉、荤腥臊膻之物，如葱、姜、蒜、羊肉、狗肉、鱼虾等；治疗后注意休息及保暖。

3. 对于施治部位不敏感的患者，注意随时观察皮肤温度变化。

4. 若在贴敷过程中出现针刺样剧痛、皮肤过敏等难以忍受的症状，可提前停止治疗。

5. 贴敷后皮肤出现潮红、微痒、烧灼感为正常刺激结果，一般可自行消失，不需特殊处理，忌揉搓、拍打、抓挠。

6. 贴敷后皮肤出现小水疱可自行吸收，大者可用消毒针刺破，放出水疱内容物，碘伏擦拭以防止感染，贴敷消毒纱布，用胶布固定，直至结痂自愈。

（五）禁忌证

1. 皮肤有感觉障碍、破溃、感染等情况者禁用。

2. 过敏体质，或有心、脑、肝、肾严重疾病，或有精神疾病，或有血管神经损伤，或有糖尿病等患者慎用。

3. 眼部、面部、会阴部禁用。

4. 妊娠期女性腰骶部、腹部禁用。

5. 婴幼儿慎用。

［薛倩一］

温灸刮痧疗法

温灸刮痧疗法，是基于中医经络腧穴理论的指导，将刮痧与艾灸原理相结合，用温灸罐在特定的穴位反复进行刮动，使该部位的微血管膨胀破裂而出痧，与此同时再利用艾灸的热力、药力作用，不断刺激经络、穴位或病痛部位，从而达到"通则不痛"的效果，改善患者的症状。常用于风寒阻络型颈椎病和风寒侵袭引发的头部疼痛等。

（一）作用机理

温灸刮痧疗法是传统的中医外治法，将艾灸、刮痧、穴位按摩相结合，基于经络腧穴理论的指导，采用温灸罐反复作用于局部穴位，利用艾热和药力刺激经络穴位，具有活血化瘀、疏通经络、激发阳气、祛寒温经、祛邪外出、调和脏腑的作用，最终达到平衡阴阳、治疗疾病的效果。

（二）操作方法

1. 根据病情和刮痧部位的不同，温灸刮痧力度分为轻刮法（又名补法）和重刮法（又名泻法），轻刮法刮拭速度慢、刮拭力量小，重刮法刮拭速度快、刮拭力量大。按刮拭速度分为快刮法和慢刮法，快刮法刮拭次数为每分钟 30 次以上，慢刮法刮拭次数为每分钟 30 次以内。刮痧长度指单次刮痧器具移动的直线距离。刮痧程度可分为出痧痕或痧斑、不出痧或出痧少，原则上不可强力刮出痧，应以病人耐受为度。常规刮痧方向为从上到下、从内到外，单一方向刮拭。

2. 具体分类操作方法

（1）揉法：转动手腕做顺时针或逆时针回旋，按揉时控制下压力度，动作有节奏且连贯。

（2）摩熨：借用灸的温热之力，将温灸刮痧器具贴于皮肤，循经运行，内达脏腑。

（3）点法：将器具对体表进行有节奏的下压刺激，用力由轻到重，作用时可加入旋转。

（三）适应证

1. 骨科疾病：项痹（颈椎病）、肩凝症（肩关节周围炎）、腰痹（腰肌劳损、腰椎间盘突出症）等。

2. 内科疾病：风寒痹阻型头痛（血管神经性头痛、偏头痛）。

（四）注意事项

1. 确认艾条均匀并充分燃烧后预热灸具3～5分钟，涂抹介质，注意循经而行。在经络与穴位的选择上，宁失其穴，不失其经，打通一条经络，其经络穴位上的疾病均可得到治疗。

2. 温灸刮痧时应注意室内保暖，尤其是在冬季应避免感受风寒；夏季温灸刮痧时，应避免风扇、空调直接吹刮拭部位。

3. 温灸刮痧过程中产生的酸、麻、胀、痛、沉重等感觉，均属正常反应。温灸刮痧后皮肤出现潮红、紫红色等颜色变化，或出现粟粒状、丘疹样斑点，或片状、条索状斑块等形态变化，并伴有局部热感或轻微疼痛，都是正常反应，数天后即可自行消失，一般不需进行特殊处理。

4. 温灸刮痧过程中若出现头晕、目眩、心慌、出冷汗、面色苍白、恶心欲吐，甚至神昏仆倒等晕刮现象，应立即停止刮痧，让患者呈头低脚高平卧位，饮用温开水或温糖水，并注意保暖，必要时点按患者百会、人中、内关、足三里、涌泉穴。

5. 若因艾灸温度太高引起水疱，可嘱患者保护好水疱，勿使其破溃，任其吸收，一般2～5日即可愈合。如水较大，可用消毒毫针刺破水疱，放出水液，再适当外涂烫伤油等保持疮面洁净。

6. 温灸刮痧结束后，最好饮一杯温水，不宜即刻食用生冷食物，温灸刮痧出痧后30分钟以内不宜洗冷水澡。

7. 年迈体弱、儿童、对疼痛较敏感的患者，宜用轻刮法刮拭。

（五）禁忌证

1. 严重心脑血管疾病、肝肾功能不全等疾病出现浮肿者禁用。

2. 有出血倾向的疾病，如严重贫血、血小板减少性紫癜、白血病、血友病等禁用。

3. 感染性疾病，如急性骨髓炎、结核性关节炎、传染性皮肤病、皮肤疖肿包块等禁用。

4. 急性扭挫伤、皮肤出现肿胀破溃者禁用。

5. 操作不配合者，如醉酒者、精神分裂症者、抽搐者等慎用。

6. 孕妇的腹部、腰骶部禁用。

7. 晕灸和晕刮患者禁用。

[张吉华]

热敏灸疗法

热敏灸疗法是选择热敏腧穴悬灸，激发透热、扩热、传热等经气传导，从而使气至病所，显著提高疗效的一种新灸法。

（一）作用机理

温经散寒，行气通络；扶阳固脱，升阳举陷；泄热拔毒，消瘀散结。

（二）操作方法

1. 探感定位：热敏灸以灸感定位法确定热敏腧穴。艾热距离体表约 3 cm。以传统腧穴定位为中心，在其上下左右范围内以循经、回旋、雀啄、温和组合手法进行悬灸探查，热感强度适中而无灼痛，被灸者出现六类热敏灸感中一类或一类以上的部位，即为热敏腧穴，不拘是否在传统腧穴的标准位置上。

2. 辨敏施灸：辨敏施灸是通过辨别热敏腧穴的灸感特点，从而选取最优热敏腧穴施灸。选优原则按下列顺序：以出现非热觉的热敏腧穴为首选热敏腧穴；以出现非热敏灸感指向或到达病所的热敏腧穴为首选热敏腧穴；以出现较强的热敏灸感的热敏腧穴为首选热敏腧穴。

3. 量因人异：热敏灸时，每穴每次施灸时间以热敏灸感消失为度。因病因人因穴不同而不同，平均施灸时间约为 40 分钟。这是热敏腧穴的最佳个体化每次施灸时间量。

4. 敏消量足：只要与疾病相关的热敏腧穴存在，就需要进行疗程施灸，直至所有与该病相关的腧穴消敏，这是治疗该病症的充足疗程灸量。

（三）适应证

此法适用于出现热敏腧穴的各种病症，不拘寒热、虚实、表里证。

1. 从证候上看，中医表现为寒证、虚证、湿证、瘀证者用热敏灸疗法均有疗效，尤其是对某些久病、慢性病，更能体现其优势。

2. 各种疼痛疾患：如痹证（颈肩腰腿痛）、龟背风（强直性脊柱炎）、肌筋膜炎、头风（三叉神经痛、偏头痛）等。

3. 内科疾患：如感冒（上呼吸道感染）、咳嗽（支气管炎）、鼻鼽（过敏性鼻炎）、脘痞（功能性消化不良）、脾约（便秘）、腹泻（急慢性肠炎）、不寐（睡眠障碍）、月经不调、痛经、腹痛（慢性盆腔炎）、乳癖（乳腺增生症）、阳痿（性功能障碍）等。

（四）注意事项

1. 施灸前应告知患者艾灸过程，消除其对艾灸的恐惧感或紧张感。

2. 施灸时应根据患者年龄、性别体质、病情，采取舒适的体位，并充分暴露施灸部位。热敏灸操作时应注意热感强度适宜，避免烫伤，注意防止艾火脱落灼伤患者或烧坏衣物。

3. 治疗后应告知患者在施灸结束2小时之内不宜洗澡，注意保暖，避风寒。如果局部出现水疱，较小时宜保护水疱，勿使其破裂，一般数日即可吸收自愈。如水疱过大，用注射器从水疱低位刺入，将渗出液吸出后，保持局部清洁以防感染。热敏灸结束后，须将燃着的艾条彻底熄灭，以防复燃。

（五）禁忌证

1. 婴幼儿、灸感表达障碍者禁用。

2. 昏迷、脑出血急性期，大量吐（咯）血的患者禁用。

3. 孕妇的腹部和腰骶部、感觉障碍与皮肤溃疡处禁用。

4. 过饥、过饱、过劳、醉酒状态禁用。

［李广林］

麦粒灸疗法

麦粒灸疗法是一种独特且精细的艾灸方法，在灸法分类中隶属于直接灸法中的非瘢痕灸。其特点在于使用搓揉成麦粒大小的艾炷，直接置于人体穴位上进行燃烧施灸，以达到温经通络、散寒止痛、调和气血的治疗效果。麦粒灸的称呼最早见于宋·窦材《扁鹊心书》，其曰："凡灸大人，艾炷须如莲子，底阔三分；若灸四肢与小儿，艾炷如苍耳子大；灸头面，艾炷如麦粒大……"可见最早是指用于头面部的直接灸。现在麦粒灸则作为一门专门的灸法，可广泛用于周身各穴。与传统瘢痕灸不同，麦粒灸由于艾炷较小，疼痛感较轻而短暂，一般也不会引起化脓及瘢痕，较易为患者所接受，且麦粒灸疗效不逊于传统直接灸法，因此现在作为传统直接灸的一种改良，在临床上得到了一定的应用。

（一）作用机理

麦粒灸的作用机理主要依赖于艾绒燃烧产生的温热效应、灼痛刺激以及艾叶的药理作用。温热效应能够刺激穴位，扩张血管，促进局部血液循环，加速新陈代谢，从而改善局部组织的营养状况。灼痛刺激通过神经反射提高相应脊髓节段的痛阈，起到镇静止痛的作用。同时，艾叶中的有效成分通过皮肤渗透进入体内，能够调节经络阴阳、温通经络、行气活血、祛湿散寒，从而达到治疗疾病的目的。

（二）操作方法

1. 物品准备：治疗盘、精艾绒（40∶1比例以上，以保证燃烧充分且烟雾较少）、紫云膏或凡士林、线香、打火机、棉签等。

2. 体位选择：选取患者舒适且便于医者操作的体位，充分暴露施灸部位。

3. 穴位定位：根据患者病情选择适当的穴位，并在穴位上涂上一薄层紫云膏或凡士林用于定位及粘合。

4. 艾炷制作：将精艾绒搓揉成麦粒大小的艾炷，要求形状呈圆锥体，底平顶尖,饱满、紧实,以便燃烧时不易散落。

5. 点燃施灸:将艾炷放在穴位上,用线香引火点燃,静待燃尽。当艾炷燃烧时,医者需密切关注患者的反应,若患者感觉皮肤灼痛超过1秒,应立即掐灭或移走艾炷,以避免烫伤。

6. 连续施灸:当艾炷燃尽后,可直接将下一炷叠加在灰烬上继续施灸,直至灸完应灸的壮数。整个施灸过程中,医者需保持手部稳定,以确保艾炷能够准确放置在穴位上。

7. 清洁局部:施灸完毕后,用纸巾轻柔擦拭皮肤,去除艾灰。

(三) 适应证

麦粒灸疗法适用于多种疾病的治疗,包括:

1. 骨伤科疾病:项痹(颈椎病)、腰痹(腰椎间盘突出症)、骨痹(膝关节骨性关节炎)、肩凝症(肩关节周围炎)、腰筋劳伤(慢性腰肌劳损)等。

2. 消化科疾病:胃脘痛(急性胃炎、胃痉挛、消化性溃疡)、胃痞病(慢性胃炎、功能性消化不良)、腹痛、泄泻(急慢性肠炎)等。

3. 呼吸科疾病:感冒(上呼吸道感染)、咳嗽(急慢性支气管炎)、喘症(慢性阻塞性肺病)、哮病(过敏性哮喘)等。

4. 神经内科疾病:不寐病(睡眠障碍)、偏瘫(中风后遗症)、面瘫(面神经炎)等。

5. 妇科疾病:腹痛(盆腔炎、慢性盆腔痛、盆腔瘀血综合征)、痛经、月经不调、产后腹痛、不孕症等。

6. 养生保健。

(四) 注意事项

1. 麦粒灸一般需要暴露体表,故操作时应注意室内温度适宜,注意避风,以免感受风寒。

2. 艾灸前与患者进行充分的解释和沟通,以消除患者的紧张情绪。避免在过饱、过饥或疲劳状态下进行施灸。

3. 应根据患者体质及耐受度选择合适的壮数,如施灸过程中患者不能耐受，或出现头晕、心悸等反应，应立即停止操作。

4. 施灸后观察患者皮肤状态，若局部出现泛白或水疱，应进行烫伤处理。

5. 在操作过程中需注意防火安全，避免艾炷燃烧时引燃衣物或床单等物品。

（五）禁忌证

1. 实热证患者禁灸。

2. 极度虚弱者禁灸。

3. 严重心血管疾病患者：如严重心脏病、高血压非常高者禁灸。

4. 身体大血管处、皮肤有破损处及病变部位感觉障碍者禁灸。

5. 孕妇的腹部和腰骶部穴位禁灸。

[朱立毅]

火龙暖宫灸疗法

火龙暖宫灸疗法是通过特定药物覆盖在施灸部位，利用乙醇燃烧的温热效应，配合中药透皮吸收，刺激体表穴位和病位，以达到温经散寒、疏通经络、调整阴阳平衡、扶正祛邪、扶阳固脱功效的一种中医外治方法。此种治疗方法属于中医隔药饼灸疗法，隔药饼灸属于是隔物灸的一种，而隔物灸是传统灸法的一种演变，其概念也首见于《肘后备急方》，是在艾灸和施灸部位之间隔一有治疗作用的"物"来治疗疾病的方法，所选之物材质、种类多样，包括现在应用较多的隔姜灸、隔蒜灸、隔盐灸、隔药灸等，其中隔药灸应用更多。祖国医学理论认为隔药饼灸具有艾灸的温热作用和药饼的药力作用，因此隔药饼灸疗法具有热力、药力、腧穴的三重治疗作用。

（一）作用机理

隔药灸是将药物与热力相结合的一种疗法，使药力可以穿透皮肤，直达病位病灶，发挥药物与灸法的双重作用，作用力更强，疗效更佳。首先，药物和温热能够刺激局部组织，扩张血管，促进血流，改善周围组织的营养。其次，药物和温热还能够调节经络阴阳，起到温通经络、行气活血、祛湿散寒的作用。此外，药物通过皮下组织，产生药物浓度的相对优势，发挥较强的药理作用。

（二）操作方法

1. 核对医嘱，评估患者，做好解释。

2. 嘱患者治疗前，排空二便，俯卧位，充分暴露腰骶部区域。

3. 根据先阳后阴的原则，操作前先疏通经络准备，先穴位按摩，双侧肾俞、上髎穴、次髎穴各按摩一分钟；再闪罐，两侧膀胱经，从肾俞到次髎穴，闪罐3次，一侧膀胱经从上而下，一侧膀胱经从下而上。后嘱患者仰卧位开始火龙灸，任脉为正中线，上至神阙穴下至中极穴，该段中线左右各旁开3寸为施灸操作区域。

4. 根据患者的病情，选择适宜的药粉100 g，用39～40 ℃凉开水将中药粉调匀，搅拌均匀成糊状，用纱布将防火圈包裹住，将调匀的药物均匀涂抹在纱布上，厚度以2～3 mm为宜，面积约为20 cm×20 cm。

5. 暴露施灸部位，注意保暖，保护患者隐私，应将皮温测试仪放置于皮肤温度最高处（施灸处中间位置），将准备好的药饼放于小腹部，并塑形。

6. 将塑形好的艾炷置于药饼上，便于滴洒乙醇。

7. 用注射器抽取95％医用乙醇沿艾炷表面均匀滴洒，点火，电子温度监控器显示温度为43～45 ℃。待监测皮肤温度降至38 ℃时，再次添加艾炷，滴洒95％乙醇并点火，如此反复进行3次，治疗过程约30分钟。

8. 密切观察患者病情及耐热情况，如果发现异常，应立即停止治疗。

9. 操作完毕，撤下艾炷与药饼，清洁局部皮肤，观察皮肤有无水疱，协助患者穿衣，安置舒适体位。

（三）适应证

1. 各种虚寒性疾病及寒湿所致的疼痛，如腰背酸痛、项痹（肩颈痛）、膝痹（膝关节痛）、痛经及风湿类疾病。

2. 脾胃虚寒所致的脘痞（消化不良）、腹泻（慢性肠炎）等。

3. 寒湿瘀滞型妇科炎性疾病，如痛经、腹痛（慢性盆腔痛）、月经不调、不孕症、促排及胚胎移植前调理、亚健康调理（畏寒肢冷，月经过少，带下清稀等）。

（四）注意事项

1. 滴洒酒精要均匀且不能溅到皮肤和衣服上。

2. 施灸期间需专人看护，以防烫伤，并注意保暖。

3. 因个人耐受存在差异性，点火时间以皮温测试仪显示温度为准，皮温测试仪应放置于皮肤温度最高处（施灸处中间位置）。

4. 施灸后局部皮肤出现微红灼热或着色，属正常现象，数日后可自行消退。如出现小水疱，无需处理，可自行吸收。如水疱较大，消毒局部皮肤后，用注射器吸出液体，覆盖消毒敷料。

（五）禁忌证

1. 皮肤有感觉障碍、破溃、感染等情况者禁用。

2. 过敏体质，或有心、脑、肝、肾严重疾病，或有精神疾病，或有血管神经损伤，或有糖尿病等患者慎用。

3. 有恶性肿瘤、金属植入物等部位禁用。

4. 急性软组织损伤部位禁用。

［张吉华］

拔罐刮痧法

拔罐疗法

拔罐疗法,我国古代称为"角法"或"角吸法",又称"吸筒法",是一种以罐为工具,用热力或抽气等方法排出其中的空气产生负压,使之吸附于穴位或应拔部位的皮肤上,使局部皮肤组织充血、瘀血,从而起到治疗作用的一种中医外治疗法。《本草纲目拾遗》中记载:"罐得火气合于肉,即牢不可脱……肉上起红晕,罐中有气水出,风寒尽出。"

(一)作用机理

拔罐法具有开泄腠理、祛风散寒、通经活络、行气活血、祛瘀生新、消肿止痛等作用。拔罐产生的真空负压有较强的吸拔之力,其吸拔力作用在经络穴位上,使体内的病理产物通过皮肤毛孔而排出体外,从而使经络气血得以疏通,脏腑功能得以调整,达到防治疾病的目的。

(二)操作方法

临床上,可根据病情和病变部位选择不同的方法,常用的有以下五种。

1. 留罐法:留罐法又称坐罐法,是指将罐具吸拔在皮肤上留置5~15分钟,然后将罐起下。此法是最常用的拔罐方法,一般疾病均可应用。

2. 走罐法:走罐法又名推罐法,即先在拟操作部位涂上凡士林等润滑剂,再用上述方法将罐吸住,然后医生手握罐体,均匀用力,将罐沿着一定路线往返推动,直至走罐部位皮肤红润、充血甚至瘀血时,将罐起下。此法适宜于脊背、腰臀、大腿等面积较大、肌肉丰厚的部位。

3. 闪罐法:闪罐法是将罐吸拔于所选部位,立即取下,再迅速吸拔、取下,如此反复,直至皮肤潮红。闪罐动作要迅速、准确,手法要轻巧,吸附力适中，多用于局部皮肤麻木、疼痛或功能减退等疾患，尤其适用于不宜留罐的部位及儿童患者。需注意一罐多次闪罐后，罐口温度升高，应及时换罐，以免烫伤。

4. 刺络拔罐法：刺络拔罐法是指在局部消毒，并用三棱针、粗毫针等点刺或皮肤针叩刺出血后，再在出血部位拔罐、留罐，以加强刺血治疗效果的方法。留罐时间一般在5～15分钟。

5. 留针拔罐法：留针拔罐法是指在毫针留针过程中，在留针部位加用拔罐的方法。操作时，先以毫针针刺得气后留针，再以毫针为中心，加用拔罐并留置10～15分钟，然后起罐、起针。

（三）适应证

1. 骨伤科疾病：项痹（颈椎病）、腰痹（腰椎间盘突出症）、骨痹（膝关节骨性关节炎）、肩凝症（肩关节周围炎）、腰筋劳伤（慢性腰肌劳损）等。

2. 外科疾病：丹毒（急性淋巴管炎）、疮疡初起未溃等。

3. 内科疾病：感冒（上呼吸道感染）、头痛（血管神经性头痛、偏头痛）、面瘫（面神经炎）、咳嗽（急慢性支气管炎、肺炎）、哮喘（支气管哮喘、过敏性哮喘）、腹痛（急慢性肠炎）、脘痞（消化不良）、泄泻（急慢性肠炎）等。

4. 妇科疾病：月经不调、痛经、产后身痛等。

5. 耳鼻喉科疾病：目赤肿痛（结膜炎）、针眼（麦粒肿）等。

6. 皮肤科疾病：牛皮癣（神经性皮炎）、粉刺（痤疮）、风瘙痒（皮肤瘙痒症）等。

（四）注意事项

1. 拔罐时，要选择适当体位和肌肉相对丰满的部位。若体位不当、移动，骨骼凹凸不平处，毛发较多者，罐体容易脱落，均不适用。

2. 拔罐手法要熟练，动作要轻、快、稳、准。用于燃火的乙醇棉球，不可吸含过量乙醇，以免拔罐时乙醇滴落到患者皮肤上形成烫伤。留罐过程中如出现拔罐局部疼痛，可减压放气或立即起罐。起罐时不可硬拉或旋转罐具，以免引起疼痛，甚至损伤皮肤。

3. 留针拔罐，选择罐具宜大，毫针针柄宜短，以免吸拔时罐具碰触针柄而致损伤。

（五）禁忌证

1. 有出血倾向的疾病，如血友病、血小板减少性紫癜和白血病患者禁用。

2. 全身高度浮肿、皮肤过敏或有溃疡破损患者禁用。

3. 高热、抽搐、痉挛者及孕妇禁用。

4. 带有心脏起搏器等金属物体的患者，禁用电磁拔罐器具。

［李广林］

药物罐疗法

药物罐疗法是融拔罐疗法与辨证中药疗法为一体的中医外治法之一，分为煮药罐、储药罐和抹药罐三类方法，其中煮药罐法临床应用最为广泛。煮药罐法是将竹罐或木罐置于煎煮一定时间的汤药中，利用煎煮产生的高热使罐内空气排出，形成负压使竹罐或木罐吸附于治疗部位，从而调整机体的整体功能，达到调节阴阳、疏通经络、宣通气血、活血散瘀、消肿止痛、除湿逐寒、扶正祛邪、强壮身体等功效，是中医临床的一种重要外治疗法。

（一）作用机理

利用罐内产生的负压，使机体局部组织充血、水肿，使毛细血管通透性与组织气体交换增强，进而毛细血管破裂，产生溶血现象，释放出的组胺、5-羟色胺等神经递质，随体液流至全身，刺激各个器官以增强其功能活动，提高机体的抵抗力；使局部皮肤温度升高，加强局部组织的新陈代谢，改善组织营养供给，增强细胞活力，从而提高机体整体抗病能力。

（二）操作方法

1. 煮药罐：将药物置于纱布袋中，放入锅内浸泡半小时，煮沸一小时左右,将药袋取出。检查竹罐有无缺损、裂缝。将竹罐放入药锅中再煮5~10分钟。

2. 定穴:核对部位或穴位,根据部位选择合适的药罐。

3. 拔罐:用不锈钢夹夹住煮好的竹罐,左手拿一折叠的小毛巾,用毛巾紧扣罐口,拍打毛巾数下,快速甩去罐内残余热水,然后罐移至选定的穴位,待吸牢后撒手。一般留罐5~10分钟,以皮肤紫红为度。

4. 起罐:一手扶住罐体,另一手拇指或食指按压罐口皮肤,使空气进入罐内即可顺利起罐。

(三) 适应证

1. 内科疾病:久咳(慢性支气管炎)、感冒(上呼吸道感染)、哮喘(支气管哮喘)、肺胀(慢性阻塞性肺病)、胃脘痛(急慢性胃炎、消化道溃疡)、呕吐(急性胃炎)、腹痛(急慢性肠炎)、泄泻(急性肠炎)、不寐(睡眠障碍)等。

2. 骨科疾病:项痹(颈椎病)、腰痹(腰椎间盘突出症、急性腰扭伤)、骨痹(膝关节骨性关节炎)、肩凝症(肩关节周围炎)、伤筋(局部肌肉拉伤)等。

3. 皮肤科疾病:蛇串疮(带状疱疹)、牛皮癣(神经性皮炎)等。

4. 其他:痛经、虚损(慢性疲劳综合征)等。

(四) 注意事项

1. 拔罐时应选肌肉丰厚部位,尽量避开骨骼凹凸不平处或毛发较多的部位,以及皮肤皱褶、瘢痕处,防止药罐脱落。

2. 选择适当的体位,拔罐过程中不能移动体位,以免药罐脱落。

3. 根据所拔部位的面积大小选择大小合适的药物罐。用药物罐时应注意勿灼伤或烫伤皮肤。若烫伤或留罐时间太长而皮肤起水疱时,水疱较大者,应消毒后用无菌注射器将渗液抽出,再用无菌敷料覆盖以防感染,小的水疱仅敷以消毒纱布,防止擦破即可。

4. 拔罐过程中应密切观察局部皮肤反应及全身情况,拔罐时应注意询问患者的感觉,观察局部和全身的情况。有晕罐先兆时,应及时起罐,让患者平卧,症状轻者喝些开水,静卧片刻即可恢复,症状重者应立即作相应的处理。

(五) 禁忌证

1. 接触性传染病、皮肤高度过敏、传染性皮肤病及皮肤溃烂患者禁用。

2. 紫癜、白血病及血友病等出血性疾病患者禁用。

3. 抽搐、高度神经质及不合作患者禁用。

4. 急性外伤骨折、中度水肿、活动性肺结核患者禁用。

5. 五官孔窍、妊娠妇女腹部、腰骶部等禁用。

［薛倩一］

扶阳罐疗法

扶阳罐是株洲扶阳医疗器械有限公司研制的集温阳、通阳、护阳、养阳于一体的养生保健仪,用于亚健康的调理,取得了较好的效果,成为亚健康扶阳调理的一种行之有效的方法。据中医古籍记载,扶阳大致有三法,"灼艾第一、丹药第二、附子第三"。然而,随着社会发展和经济水平的提高,人们追求更加简单、更加安全、更加有效的扶阳方法,扶阳罐系列扶阳保健仪器的研发正是秉承创新扶阳方法的理念,符合了时代的需求。

(一) 作用机理

扶阳罐依据中医"通则不痛,痛则不通"理论,通过温通经络,达到舒经活络作用。扶阳罐是由富含人体所需各种微量元素的黏土烧制而成的陶瓷作为刮拭界面。属阴寒性的黏土经过千度以上高温的煅烧,就成了属阳温性的陶瓷,具有扶阳的功效。结合磁疗产生磁场,以及远红外线在局部照射,可以达到健身的目的。

扶阳罐利用远红外线局部照射,能穿透人体皮肤组织,产生谐振,能量被生物细胞吸收,引起组织的温热效应,活化组织细胞,激发脏器功能，散寒祛湿而无传统药包烫疗留湿之弊；扶阳罐移动方便，可循经络调理，也可进行局部穴位调理；且远红外线局部照射能穿透人体皮肤组织，作用可深达传统药包烫疗力所不及之处；扶阳罐边缘缓钝而带温热，无匙羹等利物刮痧过重伤正之虞。

通常烫疗之后不刮痧、刮痧之后不烫疗，而扶阳罐温灸刮痧恰恰能合二为一，弥补不足。扶阳养生专家发挥专长，创新性地运用温热的罐体循经走穴和刮拭，达到温灸和刮痧的双重功效，既具备了祛毒邪于体外的功效，又运用了温灸中补护正气的功能，使体内毒邪去除的同时不耗损正气。

同时，使用扶阳罐还可以结合扶阳经络通、醒脾扶阳素、固肾扶阳素、回春扶阳素、辛姜扶阳素、川芎扶阳素、金艾扶阳素、合柏扶阳素等穴位按摩油理疗，更是相得益彰，能有效调理不同的亚健康状态。红外线独特的能量能将扶阳素的成分导入到生理有障碍的部位进行调理。如气血循环不顺畅时，红外线的热力能强力促进血液循环，扶阳素的成分能强化身体脏腑排毒功能，促进新陈代谢，使体内重金属、毒素等沉积的废物顺利排出体外。配合不同的扶阳素精油作介质，使得扶阳罐具有排毒、减肥塑身、卵巢保养、肾保养等多种功能，是用于美容、塑身、养生保健较好的仪器。

（二）操作方法

1. 预热：治疗前先插上电源对扶阳罐预热 5～8 分钟，当温度达到 60 ℃时，将保持恒温状态。

2. 体位和操作部位选择：患者取俯卧位，舒展背部，充分暴露背俞功能带区域。

3. 涂介质：施术之前在施术部位涂上均量通络油。

4. 温推：先施术于督脉带，再左侧膀胱经带，最后右侧膀胱经带。以手推罐，以温热的罐底沿三个带上下缓慢推移，每条带上大约上下推 9 次，实际以操作部位潮红为度。操作时可根据患者情况，适当增加罐底与皮肤接触的力度。

5. 温刮：术者手握温热的扶阳罐，然后以温热的陶瓷边缘成 45°接触皮肤沿督脉、足太阳膀胱经进行直线刮拭，温刮时涂以扶阳油，从上至下温刮 9 次，刮至皮肤泛红，而不损伤皮肤为度。

6. 温灸：术者手持扶阳罐，以罐底硅胶平面接触皮肤，在肾俞、命门穴位进行温灸，温度维持 50～60 ℃，每个穴位 30 秒。

7. 每日 1 次或隔日 1 次，10 次为 1 个疗程。

（三）适应证

可用于正常人尤其是长期伏案工作、工作压力大、开车一族等的日常养阳保健；也可用于慢性疲劳综合征、免疫力下降、男性生殖功能减退、颈腰椎功能减退等亚健康人群的扶阳调理；还可用于头痛、头晕、风寒感冒、腹痛、腰痛、腿痛、腹泻、风湿或类风湿性关节炎、痛经、阳痿及多种气血运行不畅、经络不通引起的亚健康状态的温阳调理。

（四）注意事项

1. 扶阳罐接通电源后预热 5～8 分钟即可工作。在使用过程中因刮痧头有高温，所以不要乱摆放，以免烫伤。使用过程中应调节扶阳罐温度，温度高则刮拭速度快或关闭电源，温度低则慢。

2. 扶阳罐的刮痧头采用陶瓷制作，使用中注意勿重摔或掉落，否则陶瓷可能破裂。若瓷头有破裂痕迹勿使用，以免割伤皮肤。

3. 及时清理扶阳罐，若配合精油使用而有气味和脏物残留时，可用刷子与特制清洁抗菌液进行清洁，用棉布沾少许消毒水擦拭刮痧头（先拔下插头），切勿用水浸泡，以免损坏或漏电。

4. 勿在潮湿环境下使用。

5. 不用时断开电源开关并拔下电源插头。

（五）禁忌证

1. 有严重心脑血管疾病，肝肾功能不全者，戴有心脏起搏器者禁用。

2. 婴幼儿，孕妇的腹部、腰骶部及月经正常的妇女月经期间禁用。

3. 有传染性皮肤病者或皮肤有破损处者禁用。

4. 血小板减少性紫癜、白血病及血友病等出血性疾病及有出血倾向者禁用。

5. 急性外伤性骨折，严重水肿者禁用。

6. 精神紧张、过饥过饱及饮酒后等情况下慎用。

［朱霖云］

火龙罐综合灸疗法

火龙罐综合灸疗法利用特殊的陶瓷工具，罐体内放置艾炷，艾炷点燃发生存阳之性，依据中医腧穴理论，在患者体表一定部位，运用揉、碾、推、按、点、摇、闪、震等手法，以达到温通调补之功效，是一种集推拿、刮痧、艾灸、按摩、烫熨、点穴功能于一体的疗法。完全避免了刮痧及负压走罐的疼痛感，以及传统火罐造成的血瘀，即刮即化即消，且无副作用。

（一）作用机理

火龙罐的治疗特点包括揉、碾、推、按、点、摇、闪、震等手法，治疗时始终要求旋转，如同龙卷风一样祛邪外出，达到祛风湿、化瘀血的目的。治疗时，手持火龙罐作用于皮肤组织，将常用的推拿、艾灸、刮痧等传统中医疗法完美结合，以达到改善皮肤呼吸、增快血液循环、扩张毛细血管、增加汗腺分泌、改善微循环、促进炎症吸收、活血化瘀、抗氧化等作用。

（二）操作方法

1. 在罐体内插入艾条，点燃艾条，防止火焰过大，烧到罐口。

2. 检查罐口温度是否过高，艾炷燃烧升温是否均匀。

3. 摆好体位，暴露施罐部位，注意保暖，局部抹上按摩膏或精油。

4. 将火龙罐放在选定部位进行操作，施罐时手掌的小鱼际先接触皮肤然后落罐，结合旋、震、叩、按等手法进行正旋、反旋、摇拨、摇振罐体作用于皮肤肌肉组织。

5. 每部位施灸20~30分钟左右，至皮肤微微发红发热。

（三）适应证

1. 骨伤科疾病：项痹（颈椎病）、腰痹（腰椎间盘突出症、急性腰扭伤）、骨痹（膝关节骨性关节炎）、肩凝症（肩关节周围炎）、龟背风（强直性脊柱炎）、伤筋（局部肌肉拉伤）、外伤骨折后的水肿等。

2. 内科疾病：脾约（习惯性便秘）、泄泻（肠炎）、腹胀（消化不良）、水肿（慢性肾炎、肾病综合征）、关格（慢性肾功能不全）、偏瘫（中风后遗症）、面瘫（面神经炎）、心痹（冠心病）、眩晕（高血压）、糖尿病周围神经病变所致的酸麻胀痛等。

3. 妇科疾病：月经不调、痛经、癥瘕（子宫肌瘤、子宫腺肌病）、产后身痛等。

（四）注意事项

1. 取合理体位，充分暴露施罐部位，注意保暖及保护隐私。

2. 操作前检查罐口是否光滑，有无裂缝，根据不同部位，选择大小适宜的火罐。

3. 拔罐过程中，观察火罐温度情况和皮肤颜色，注意询问患者感受，如有不适，及时调整，防止烫伤。

（五）禁忌证

1. 患有急性病者慎用。

2. 接触性过敏或艾烟过敏者慎用。

3. 不明原因内出血者慎用。

4. 孕妇腰骶部和腹部慎用。

5. 糖尿病末梢神经损伤者慎用。

6. 皮肤破损处禁用。

［薛倩一］

平衡火罐疗法

平衡火罐疗法是拔罐治疗的一种，这是以阴阳学说为基础，以神经传导学说为途径，以自身平衡为核心，运用不同的拔罐手法作用于人体的一种非药物治疗的自然平衡疗法。平衡火罐是在火罐治疗的基础上，从

1984—1985年起用于临床，手法逐渐发展到十余种，治疗的病种也日渐增多，已成为脱离针法、灸法的一种独立疗法。

（一）作用机理

平衡火罐的作用机理主要是温热及机械两种刺激共同作用于局部。通过罐口对局部神经、背部腧穴等进行牵拉、熨刮、挤压、弹拨，刺激毛细血管扩张，组织胺类物质释放，增加机体反应，自我调节、自我修复。再加上局部温热刺激，促进血液循环，促进新陈代谢，促进末梢神经的调节。

（二）操作方法

1. 闪罐：在背部两侧膀胱经分别闪罐三个来回，先从上而下，再从下而上。

2. 揉罐：闪罐至火罐温热时，将火罐沿督脉或膀胱经走向揉背部三次。

3. 推罐：涂少量润滑油于背部，沿督脉或膀胱经走向推罐三个来回，推罐吸力适中。顺序：先中间，后两边，以皮肤起红晕为度。

4. 抖罐：沿背部两侧膀胱经分别抖罐三个来回。

5. 留罐：5～10分钟。

（三）适应证

1. 骨伤科疾病：项痹（颈椎病）、腰痹（腰椎间盘突出症、急性腰扭伤）、骨痹（膝关节骨性关节炎）、肩凝症（肩关节周围炎）、伤筋（局部肌肉拉伤）等。

2. 内科疾病：胃痛呕吐（急性胃炎）、腹痛泄泻（急性肠炎）、水肿（慢性肾炎、肾病综合征）、关格（慢性肾功能不全）、感冒（上呼吸道感染）、头风（血管神经性头痛）、咳嗽（肺炎）、哮喘（过敏性哮喘）、不寐（睡眠障碍）、虚损（慢性疲劳综合征）等。

3. 其他：肥胖、湿热体质的健康人。

（四）注意事项

1. 拔罐时要选择适当体位和肌肉丰满、皮肤光滑、没有毛发的部位，根据所需拔罐部位，选取不同规格的罐具。皮肤干燥者，可先将皮肤湿润后再拔罐。

2. 患者在初次治疗时应先选用小拔罐，轻刺激。

3. 罐子拔上后不要移动体位。

4. 起罐后，局部潮红瘙痒不可以乱抓。

5. 起罐后局部皮肤出水疱、出血点、淤血等现象，均属正常治疗反应，水疱轻者只需防止擦破，待其自然吸收即可，水疱较大时，用消毒针头刺破放水，并用消毒纱布覆盖防止感染。

6. 如患者出现面色苍白、恶心欲吐、多汗心慌、四肢发冷等现象，应立即起罐，使患者平卧，轻者休息片刻即可恢复，重者需对症处理或者采取急救措施。

（五）禁忌证

1. 孕妇禁用。

2. 中、重度心脏病患者禁用。

3. 有出血倾向和血液病患者禁用。

4. 肿瘤、结核病患者禁用。

5. 皮肤破损有瘢痕处及皮肤病者禁用。

［张吉华］

刮痧疗法

刮痧疗法是中国传统的自然疗法之一，它是以中医皮部理论为基础，用器具（牛角、玉石、火罐）等在皮肤相应部位刮拭，以达到疏通经络、活血化瘀的目的。《黄帝内经》中，刮痧被称为"刮法"或"刮癥法"，清代郭志邃所著《痧胀玉衡》记载："其治之大略有两法焉，如痧在肌肤者，刮之而愈；痧在血肉者，放之而愈，此二者，皆其痧之浅焉者也。"

（一）作用机理

中医学认为，通过刮拭人体一定部位，使经络疏通、气血流畅，同时使体内邪热疫气外泄，宣邪透表，实热可泄，痧毒可除。从现代医学角度看，刮痧能使神经系统兴奋，血液、淋巴液循环加速，新陈代谢旺盛，激活机体免疫功能，从而提高抗病能力。

（二）操作方法

刮痧器具主要是刮痧板，一般用水牛角或玉石材料制作而成。此外，也可使用边缘光滑、洁净、易于手持、不易损伤皮肤的日常用具，如铜钱、汤勺、瓷片、苎麻等。为了润滑皮肤，使得刮痧板能在皮肤上顺畅移动而不致损伤皮肤，刮痧时常以刮痧乳或刮痧油为介质，也可选用石蜡油、红花油、麻油等介质。

刮痧时，一般按先头面后手足、先腰背后胸腹、先上肢后下肢的顺序，逐步操作。刮痧方向一般按由上而下、由内而外单方向刮拭，并尽可能拉长距离。对于下肢静脉曲张或下肢肿胀者，可采用由下向上的逆刮法。通常每个患者每次选3～5个部位，每个部位刮拭20～30次，以皮肤出现潮红、紫红色等颜色变化，或出现丘疹样斑点、条索状斑块等形态变化，并伴有局部热感或轻微疼痛为度。两次刮痧之间宜间隔3～6天。

（三）适应证

1. 骨伤科疾病：落枕（颈部急性扭伤）、腰部伤筋（急性腰扭伤）、项痹（颈椎病）、腰痹（腰椎间盘突出症、坐骨神经痛）等。

2. 内科疾病：感冒（上呼吸道感染）、咳嗽（支气管炎）、呃逆（膈肌痉挛）、呕吐（急性胃炎）、脾约（习惯性便秘）、腹泻（急性肠炎）、眩晕（后循环缺血）、不寐（睡眠障碍）、头痛（血管神经性头痛、偏头痛）、伤暑（中暑）等。

3. 妇科疾病：乳痈（急性乳腺炎）、经期发热、痛经等。

4. 此外，刮痧还可用于预防疾病和保健强身。

（四）注意事项

1. 刮痧时用力要均匀，力度由轻到重，以患者能够承受为度。根据患者体质和刮拭部位，应选择不同的刮拭力量。其中，小儿、年老体弱患者，以及面部刮拭，用力宜轻；体质强健者，或脊柱两侧、下肢等肌肉较为丰满部位的刮拭，用力偏重。

2. 急性骨髓炎、结核性关节炎、传染性皮肤病、烧伤、体表肿瘤、皮肤溃烂，或急性外伤、创伤部位、新近手术瘢痕部位、骨折未愈合处等，不宜直接在病灶部位刮拭。

（五）禁忌证

1. 严重心脑血管疾病、肝肾功能不全、全身浮肿、极度虚弱或消瘦者禁用。

2. 血小板减少性疾病、过敏性紫癜、白血病等有出血倾向患者禁用。

［张吉华］

撮痧疗法

撮痧疗法又叫挟痧疗法和抓痧疗法，是在患者一定部位或穴位上，用手指撮拧、拿捏、提拉、推挤患者的皮肉，形成一个橄榄状的局部充血或出血点（亦称痧斑），以治疗疾病的一种外治方法。此法为闽粤桂赣一带的少数民族、客家人在艰苦的生活条件和恶劣的自然环境下，在与疾病的斗争中逐步积累形成、历代相传的治疗痧病的医疗技术之一。时至今日，撮痧疗法在全国范围得到推广，具有极重要的实践价值。

（一）作用机理

撮痧的基本原理在于通过特定手法对皮肤及皮下组织进行刺激，使局部毛细血管扩张，血液循环加快，从而促进新陈代谢，增强机体免疫力和自我修复能力。撮痧能够行气开闭、调畅气机、宣泄痧毒，具有疏通经络、活血化瘀、祛邪排毒等功效。

（二）操作方法

1. 选穴：前额选印堂、双侧太阳，前颈部选廉泉、天突、廉泉与天突连线之中点及中点左右旁开1寸处，后颈部选大椎、大椎直上后发际处、大椎与后发际连线之中点左右各旁开1寸处，胸部从璇玑起，分别向左右每隔1寸选一处，共选7处，肩部选双侧肩井，背腰部选督脉及膀胱经穴位和经脉循行线，根据病情选取，腹部选下脘、石门、双侧天枢。

2. 器具准备与体位选择

(1) 器具准备：① 刮痧油、清凉油或清水，用于润滑手指；② 消毒棉签，75%乙醇，用于撮痧时的皮肤消毒；③ 干净毛巾或纸巾，用于治疗后擦拭皮肤。

(2) 常用体位：① 俯伏坐位：坐于椅上俯首靠椅背上，暴露后项及背腰部，用于撮后项、肩部及背腰部；② 仰靠坐位：仰坐于靠背椅上，暴露颈部，用于撮头部、腹部、颈部；③ 俯卧位：面部朝下，俯卧于床上，暴露后项及背腰部，用于撮后项及背腰部。

3. 基本手法：将手指用清水（或者刮痧油、清凉油）湿润，五指弯曲，用食指与中指的第二指节对准撮痧部位，将皮肤与肌肉挟起，然后松开。力量要轻重适宜，手法要轻快，这样一起一落，反复进行，每点挟撮一般6~8次，最多不超过30次，直至被挟处成为橄榄状之紫红色充血斑为度。

4. 手法分类

(1) 拧痧法：术者五指屈曲，以大拇指与示指对准撮痧部位，用力夹紧并扯起，提拧患者皮肤至最高处时，两指和被夹起的皮肤一同适度旋转，然后松开，使皮肤恢复原状。如此一提一拧一放，反复进行，在同一部位可连续操作10~30次，撮拧至皮肤出现紫红色痧斑为度。此法多用于颈部。

(2) 扯痧法：又称揪痧法，术者五指屈曲，将中指和示指弯曲如钩状，用食指、中指的第二指节对准撮痧的部位，把皮肤与肌肉夹起用力向外滑动，然后松开。如此一夹一扯一放，反复进行，以有"巴巴"声响为佳。在同一部位可连续操作10~30次，扯至被夹起的部位出现紫红色或暗红色痧斑为度。也可用大拇指和食指第二指节，夹起皮肤与肌肉，依上述手法扯拉。本法适用于面部的鼻根、前额以及颈、背部等处。

(3) 挤痧法：术者用两手拇指指腹，或两手食指、拇指指腹，或单手食、拇四指指腹相对用力，有规律地互相挤压，挤压至皮肤出现紫红色痧斑为度。此法主要用于头面部、颈部、肩背部。

(4) 抓痧法：术者以拇、食、中三指用力或五指并用，在体表相应部位，将肌肉迅速抓紧提起后自然松开，手指依次在患者体表移动，并交替、持续、均匀地提起施治的部位或穴位，反复至皮肤出现痧痕斑点为度，主要用于背部、腹部。

(5) 推痧法：术者用拇指指腹、大鱼际、小鱼际或手掌跟紧贴相应的治疗部位，以适当的压力在皮肤上，进行单方向的直线移动，反复推按20～30次，至皮肤充血出现痧痕为度。主要用于腰背部。

(6) 瑶医撮痧法：术者以两拇指自两眉间开始沿正中线往上推至前发际，然后分别向左右外侧分抹至太阳穴，绕过耳后至两侧后发际，并用手指勾点风池穴，抓两侧肩板筋，以促使者清醒，再沿背部督脉和足太阳经从上向下抓至腰板筋为止；胸部则从胸骨上的华盖穴撮起，然后沿左右第二肋间隙，一左一右地对称撮，一般撮出5～7道痧痕即可。上肢从腋前开始，先抓手三阳经这一侧，后再抓手三阴经的另一侧，最后分别拔伸双手五指，掐虎口。

（三）适应证

此法主要用于治疗暑痧、寒痧、产后痧、脘痛痧、头风痧、瘟痧、穿膈痧、盘肠痧、胎前痧、喜鹊痧等痧证，包括急性胃炎、肠炎、中暑、流行性感冒、伤风、急慢性咽炎等外感性疾病和关节疼痛等疼痛性疾病。

（四）注意事项

1. 撮痧操作时应注意室内温度适宜，注意避风，以免感受风寒。

2. 手法的轻重、抓撮穴位的多少、每穴抓撮的次数，要视患者的年龄、体质、疾病性质、疾病轻重等具体情况而定，以患者能耐受为度，避免皮肤损伤，继发皮肤感染；儿童与年老体弱者，手法宜轻，撮穴宜少；体质壮实者，手法宜重，撮穴宜多。

3. 撮痧部位操作前应常规消毒。

4. 撮痧过程中要注意患者反应，如出现面色苍白、眼花、心悸、恶心、出冷汗等症状，应立即停止操作，给予头低位平卧，饮温热开水，用艾条雀啄灸百会穴，或遵医嘱处理。

5. 撮痧后，患者需卧床休息，适量饮用温开水或姜汤，以促进新陈代谢和排毒。治疗后 4 小时以内不宜洗澡，注意保暖。

6. 饮食宜清淡易消化，避免油腻、辛辣刺激性食物。

7. 保持心情舒畅，避免过度劳累和情绪波动。

8. 如有皮肤破损，可用消毒棉签蘸取适量碘伏进行消毒。

9. 根据病情和体质可配合药物、针灸、推拿等疗法进行综合治疗。

（五）禁忌证

1. 凝血功能障碍患者、传染性皮肤病患者禁用。

2. 身体严重虚弱、极度消瘦者禁用。

3. 妇女月经期、孕妇腹部和腰骶部、乳头部位禁用。

4. 痈肿、疮疡、溃烂或损伤部位禁用。

5. 血管瘤部位及不明原因的肿块部位禁用。

6. 心脏病、肾功能衰竭、肝硬化腹水等重症患者禁用。

［陆继宏］

放痧疗法

放痧疗法是通过针具浅刺体表静脉或点刺穴位出血，以达到防病治病目的的外治技术，是流传久远的放血疗法在痧证治疗方面的应用。在古代也叫"启脉"法或"刺络"法。远在石器时代华夏先人就学会了使用专门制作的石制放血器具——砭石来治病，后随着金属的冶炼和应用，才使用了金属的针具来放血。放痧主要有穴位放血、刺络放血、痧筋放血等。

（一）作用机理

通过刺激穴位、通经活络、开窍泻热、调和气血、消肿止痛等多方面的综合作用，调理人体阴阳平衡，增加气血运行，从而达到治疗疾病，预防健康的效果。

（二）操作方法

1. 物品准备：选用一次性三棱针、一次性采血针或其他特制的消毒针具，确保工具干净、无菌。

2. 选择穴位或部位：根据病情选择合适的穴位或部位进行放血。常用的穴位：头面部：百会、太阳、印堂；颈项部：大椎、金津、玉液；背部：督脉及膀胱经腧穴；上肢：十宣、少商、曲池、尺泽；下肢：委中、承山。

3. 消毒：用75％乙醇或碘伏对针刺部位进行常规消毒，防止感染。

4. 持针手法：一手拇指、食指持住针柄，中指扶住针尖部，露出针尖3～5 mm，以控制针刺深浅；针刺时另一手配合提、捏、推、按，或捏住指（趾）部，或夹持、舒张皮肤等。

5. 针刺放血：根据所选穴位或部位的不同，采用不同的针刺方法，可分为点刺法、挑刺法和刺络法。

（1）点刺法：刺前可先推、揉、挤、捋被刺穴位及其周围，使局部充血。一手固定被刺部位，另一手持针，迅速刺入并迅速出针，进出针时针体应保持在同一轴线上，点刺后可放出适量血液或黏液，也可辅以推挤方法增加出血量或出液量。此法多用于穴位放痧，如大椎、印堂等，治疗感冒、发热、头痛、胃脘痛、失眠等。

（2）挑刺法：一手按压施术部位两侧，或夹起皮肤，使皮肤固定，一手持针以15°～30°角迅速刺入皮肤1～2 mm，随即将针身倾斜挑破皮肤，使之出少量血液或黏液；也可刺至3～5 mm深，将针身倾斜并使针尖轻轻提起，挑破皮下部分组织，然后出针。此法多用于四肢末端放痧，如十宣穴，治疗发热、晕厥等。

（3）刺络法：先用止血带结扎在针刺部位上端（近心端），然后消毒，针刺时，一手拇指按压在被刺部位远心端，另一手持针对准针刺部位的静脉，刺入脉中立即将针退出，使其流出一定量血液，在出血时也可轻轻按压静脉近心端，以助出血。此法多用于肘窝、腘窝、太阳穴以及下肢小腿等处的浅表静脉放痧，治疗急性吐泻、中暑发热和下肢静脉曲张等。

4. 术后处理：施术后，宜用无菌干棉球或棉签擦净或按压放痧部位。所放血液应做无害化处理。

（三）适应证

1. 各种实热证，如感冒（上呼吸道感染）、发热、头风（血管神经性头痛）、乳蛾（扁桃体炎）、喉痹（咽炎）等。

2. 瘀血疼痛性急症，如急性腰扭伤、丹毒（急性淋巴管炎）等。

3. 慢性病，如粉刺（痤疮）、筋瘤病（静脉曲张）等。

（四）注意事项

1. 操作规范：放痧疗法必须严格遵守无菌操作原则，放痧工具要严格消毒后才能使用，施术部位应防止感染。

2. 手法轻柔：操作手法宜轻、稳、准、快，不可用力过猛，防止刺入过深，创伤过大，损害其他组织，更不可伤及动脉。

3. 术中观察：放血时询问患者主诉，注意观察血压、心率等变化，注意防止晕针或晕血的发生。

4. 术后护理：放痧后应注意保暖，避免受风受寒；出血较多时，宜适当休息后离开；要保持针刺部位清洁干燥，防止感染。

（五）禁忌证

1. 凝血机制障碍者如血友病患者禁用此法。

2. 血管瘤、不明原因的肿块等患处禁用此法。

3. 孕妇的腹部、腰骶部禁用放痧疗法；产后身体虚弱者也应慎用。

4. 过饥、过饱、醉酒、过度疲劳者慎用。

5. 破伤风、狂犬病、精神失常及精神病发作期、恶性肿瘤中晚期等患者，不宜使用放痧疗法。

［吕志刚］

砭石疗法

砭石疗法是使用特制的石材通过对人体特定部位的刺血、放血、排脓、按摩、热熨、点穴、刮拭等诸多方式，达到治疗疾病的一种中医外治法。砭石疗法历史源远流长，可以追溯到旧石器时代。《说文解字》云：

"砭，以石刺病也。"《黄帝内经》云："东方之域……其病皆为痈疡，其治宜砭石。"后经时代发展，砭石的放血、刺血、排脓等功用逐步被金属工具如针刀所取代。在古砭石疗法的基础上，针对现代人的特点，在各行研究人员的推动下，形成了新砭石疗法，其基本手法包括"刮、推、抹、摩、擦、揉、缠、滚、划、拨、点、按、振、拿、拍、叩、刹、温、清、感、电热温熨"等。如今的砭石主要是由泗滨浮石制成，这种石材富含矿物质，具有独特的物理和化学性质，被认为能够促进血液循环，调节人体的生理功能，增强免疫力，从而预防和治疗多种疾病。

（一）作用机理

砭石疗法的作用机理与中医的经络学说和气血理论密切相关。砭石通过刮擦、按压等方式刺激皮肤和穴位，能够起到调节气血，疏通经络，促进局部和全身的血液循环，加快新陈代谢，起到活血化瘀、行气止痛的作用。泗滨浮石制成的砭石具有较好的远红外线发射率，具有独特的感应增温效应，有温通经络，驱散寒邪的作用，尤其适用于寒性体质或寒邪入侵引起的不适。此外，使用泗滨砭石在和人体接触摩擦时，可发出丰富的超声波脉冲，这一特性被认为具有疏通经络、加快神经传导速度的作用。

（二）操作方法

首先，根据治疗需求选择适合的砭石。泗滨浮石因其质地温润，富含矿物质，具有良好的远红外线发射率和超声波效果，是最常用的砭石类型。使用前应将砭石清洁消毒，以确保治疗过程的卫生。局部施术：

1. 刮法：使用板形砭具的凸边或凹边，竖立砭具并沿垂直砭板的方向移动，对体表进行由上向下、由内向外单方向刮拭或往返双方向刮拭，一般以循经纵向为主，力度应当由轻到重，避免过度用力导致皮肤损伤。在不要求出痧时，以皮肤表面微微泛红为度。

2. 推法：用手将块形砭具或球形砭具按压于体表，做直线单向移动，速度缓慢，用力均匀。

3. 抹法：用板形砭具的凹边，以小于90°的角度，在体表做单向或往返轻柔、缓慢地抹擦。

4. 摩法：使用板形砭具的侧面接触皮肤，平行于皮肤，做快速的环转移动。

5. 擦法：使用板形砭具的侧面接触皮肤，平行于皮肤，做快速的直线往复移动。

6. 揉法：使用砭具的弧面在体表进行摆动按揉，做直线、旋转、前后摆动等运动。

7. 缠法：使用锥棒形砭具的尖端或板形砭具的尖端抵住穴位或压痛点，然后做高频往复摆动。

8. 滚法：使用锥棒形砭具的棒体部分压在体表，然后做往返滚动。

9. 划法：使用板形砭具或锥形砭具沿经脉或肌肉的缝隙方向缓慢地划动。

10. 拨法：用板形砭具较薄的凸边或锥形砭具在肌腱或结节处沿垂直于肌肉的方向进行往返拨动。

11. 点法：使用锥棒形砭具的锥头、板形砭具的角或尾锥对相关穴位或病变局部施以压力。

12. 按法：使用块形砭具的平面或球形砭具的弧面置于体表，用单手或双手施加一定的压力，持续一段时间。

13. 振法：在用砭具按压体表的同时，通过操作者力量的调节，使砭具产生一定频率的振动并传导至深部组织。

14. 拿法：使用球形砭具或板形砭具对肌肉做捏拿、提拉动作。

15. 拍法：使用板形砭具的侧面或块形砭具的平面有节奏地拍击身体的相应部位。

16. 叩法：用板形砭具的突起部位或球形砭具的突起部位叩击穴位。

17. 剁法：使用板形砭具的两个边或球形砭具的弧边击打身体部位。

18. 温法：使用块形砭具，先将砭石放入60~70 ℃的热水里几分钟，然后拿出来擦干，平放于患处或经脉部位。

19. 清法：将块形砭具放在冷水或冰箱中适当降温，然后放置于受术者发热、红肿的部位。常将块形砭具中的砭砧置于额部和眼部做清法。

20. 感法：将较小尺寸的佩戴类砭具放置或佩戴于人体体表的不同部位，利用人体自身的热量加热砭石。

21. 电热砭石温熨法：在砭石的内部或一面增加电加热元件和温度传感装置，并连接到相应的加热控温仪器上，使砭石的温度达到超过人体体温的较高温度，并保持恒温和精细控温。

疗程安排：根据患者的具体情况制定个性化的治疗方案。通常每次治疗时间为15～30分钟，每周可进行2～3次，疗程为数周至数月不等。治疗期间应观察患者的反应，适时调整治疗强度和频率。

（三）适应证

砭石疗法适用于多种常见疾病和亚健康状态，主要包括：

1. 软组织损伤：如肌肉拉伤、劳损，急慢性腰扭伤、膝关节劳损等。

2. 脊柱疾病：如项痹（颈椎病）、腰痹（腰椎间盘突出）等。

3. 风湿类疾病：痹症（风湿性关节炎、类风湿性关节炎）、肩凝症（肩关节周围炎）、肘劳（网球肘）等。

4. 神经系统疾病：如末梢神经炎、面肌痉挛、面瘫（面神经炎）等，此外，对功能性神经失调如不寐（失眠）、神经衰弱、焦虑、抑郁等也具有良好的效果。

5. 妇科疾病：如痛经、月经不调、更年期综合征、产后恢复等。

6. 亚健康状态：如疲劳综合征、免疫力低下、体质虚弱等。

（四）注意事项

1. 力度适中：操作时力度应根据患者的承受能力进行调整，避免用力过度导致皮肤破损或疼痛加重。

2. 时间控制：每次治疗时间应控制在适当范围内，过长可能导致皮肤过敏或疲劳感增加，特别是初次接受治疗的患者，应逐渐延长治疗时间。

3. 保持卫生：砭石在使用前后必须彻底清洁消毒，防止交叉感染。治疗过程中，应避免在不洁的环境下操作。

4. 关注患者反馈：治疗时要随时观察患者的反应，若出现如头晕、恶心、皮肤异常红肿等，应立即停止操作。

5. 与其他疗法配合：砭石疗法可与其他中医疗法，如针灸、推拿、拔罐等结合使用，疗效更佳。

6. 其他：使用砭石刮法治疗后不宜立即洗澡。

（五）禁忌证

1. 患处有开放性伤口、皮疹、皮肤感染等，不宜进行砭石疗法。

2. 严重心脑血管疾病如高血压、心脏病、脑卒中患者，应慎用。

3. 孕妇不宜使用砭石疗法，尤其是腹部、腰部等区域。

4. 浅表恶性肿瘤患者：患有恶性肿瘤的患者应避免使用砭石疗法。

5. 对于对石材过敏或皮肤敏感的人群，应慎用砭石疗法。

[邵华]

推 拿 法

中医推拿疗法

推拿,古称"按摩""按蹻""乔摩""拼引""案扤"等,是以中医理论为指导,运用推拿手法或借助于一定的推拿工具作用于体表的特定部位或穴位来治疗疾病的一种治疗方法,属中医外治法范畴。

(一) 作用原理

推拿主要通过手法作用于人体体表的特定部位或穴位,对机体产生影响,具有疏通经络、行气活血,理筋整复、滑利关节,以及调整脏腑功能、增强抗病能力等作用。

(二) 推拿手法

1. 一指禅推法:拇指自然伸直,余指的掌指关节和指间关节自然屈曲,以拇指端或螺纹面或偏锋着力于治疗部位,沉肩、垂肘、悬腕、掌虚、指实,前臂摆动,带动腕关节有节律地内、外摆动,使产生的功力通过拇指持续地作用于治疗部位。手法频率:120~160 次/分。分为:一指禅指端推法、一指禅螺纹面推法、一指禅偏锋推法和跪推法。

2. 滚法:沉肩、垂肘,以小指掌指关节背侧为吸定点,手背部第 4~5 掌骨基底部背侧着力于治疗部位,肘关节微屈并放松,腕关节放松,通过前臂主动推旋,带动腕关节屈伸的复合运动,使产生的力持续作用于治疗部位。手法频率:120~160 次/分。

3. 擦法:以手掌的全掌、大鱼际、小鱼际着力于治疗部位,腕关节伸直,使前臂与手掌相平。以肘或肩关节为支点,前臂或上臂做主动运动,使手的着力部位在体表做适度均匀的直线往返快速擦动。

4. 推法:用指、掌、肘着力于治疗部位,做单方向直线推动。分为:

指推法、掌推法和肘推法。

5. 拿法：以拇指指腹与其余四指指腹对合呈钳形，施以夹力，逐渐将捏住的肌肤收紧、提起、放松，有节律地捏拿治疗部位。分为：三指拿法、五指拿法。

6. 按法：以指或掌着力于体表，逐渐垂直用力下压。常与揉法结合运用，即"按揉法"。分为：指按法、掌按法。

7. 摩法：用指或掌在患者体表做环形而有节律的轻抚摩动。分为：指摩法、掌摩法。常配以药膏，以加强手法的治疗效果，称为"膏摩"。

8. 揉法：以手掌大鱼际或掌根、手指螺纹面等部位着力，吸定于体表治疗部位上，带动皮肤及皮下组织，做轻柔和缓的环旋动作。分为：掌揉法、鱼际揉法、指揉法、前臂揉法、肘揉法等。

9. 摇法：这是使相应关节做被动的环转运动。包括颈项部摇法、腰部摇法、肩部摇法、肘部摇法、腕部摇法、髋部摇法、膝部摇法、踝部摇法等。

10. 搓法：以双手夹持肢体或以单手、双手着力于治疗部位，做快速的交替或往返运动。分为：夹搓法、推搓法。

11. 抹法：以拇指螺纹面或掌面在治疗部位做上下或左右的直线或曲线移动。分为：指抹法、掌抹法。

12. 捏法：用拇指和其余手指在治疗部位做相对挤压，单、双手均可操作。分为：二指捏法、三指捏法、五指捏法。

13. 捻法：用拇指螺纹面与示指桡侧缘或螺纹面相对夹住治疗部位，做对称性快速搓揉动作，如捻线状。

14. 点法：以指端或关节突起部点按治疗部位，也称为"指针"。包括：指端点法、屈指点法、肘点法。亦可借助器械，如点穴棒等操作。

15. 拍法：五指自然并拢，掌指关节微屈，使掌心空虚，腕关节放松，以前臂带动腕关节自由屈伸，指先落、腕后落，腕先抬、指后抬，用虚掌拍打体表。双手操作时宜交替拍打。

16. 击法：用掌根、小鱼际、指尖、拳背或器具（如桑枝棒等）击打治疗部位。包括：掌根击法、侧击法、指尖击法、拳击法、棒击法等。

17. 拨法：以拇指、手掌或肘着力于治疗部位，向下按压，做与肌腹、肌腱、腱鞘、韧带、条索等呈垂直方向的单向或来回拨动。分为：拇指拨法、掌指拨法、肘拨法。

18. 抖法：用双手或单手握住患肢远端做连续抖动。包括：上肢抖法、下肢抖法、腰部抖法。

19. 振法：以掌或指在体表治疗部位静止性用力，产生快速而强烈振动。分为掌振法、指振法。

20. 扳法：扳动关节使其做被动的旋转或屈伸、收展等。扳法应用于关节，多用短暂、快速的"巧力寸劲"。

21. 拔伸法：固定关节或肢体的一端，沿纵轴方向牵拉另一端，应用对抗的力量，使关节得到伸展。

（三）适应证

1. 骨伤科疾病：项痹（颈椎病）、肩痹（肩关节周围炎）、腰痹（腰肌劳损、腰椎间盘突出症）、骶髂关节损伤、梨状肌综合征等。

2. 内科疾病：胃脘痛（急慢性胃炎）、脾约（习惯性便秘）、腹泻（急慢性肠炎）、胃缓（胃下垂）、感冒（上呼吸道感染）、咳嗽（急慢性支气管炎、肺炎）、眩晕（高血压、后循环缺血）、不寐（睡眠障碍）等。

3. 妇产科疾病：产后少乳、乳痈（急性乳腺炎）、产后身痛、月经不调、痛经、产后耻骨联合分离等。

4. 儿科疾病：肌性斜颈、伤食（厌食）、疳积（营养不良）、泄泻（腹泻）、脾约（便秘）、遗溺（遗尿）、夜啼（夜惊症）、感冒（上呼吸道感染）、发热、咳嗽（急性支气管炎、肺炎）、呕吐（急性胃炎）、急惊风（惊厥）等。

5. 五官科疾病：近视、耳鸣（神经性耳鸣）、耳聋（神经性耳聋）、鼻窒（鼻炎）、慢喉痹（慢性咽炎）等。

（四）注意事项

1. 手法柔和，按压时要与患者呼吸配合，避免出现不适。

2. 注意观察患者全身情况，如有胸闷、汗出、头晕、面色苍白等不适，应立即停止，并对症处理。

（五）禁忌证

1. 各种传染性疾病、感染性疾病及结核病患者禁用。

2. 操作部位皮肤有烧伤、烫伤或有破损的皮肤病者禁用。

3. 恶性肿瘤，特别是与操作部位重合或交叉部位的肿瘤患者禁用。

4. 胃、十二指肠急性穿孔者禁用。

5. 骨折及较严重的骨质疏松症患者禁用。

6. 月经期、怀孕期妇女的腹部、腰骶部禁用推拿疗法。

7. 患有精神类疾病，不能配合治疗者慎用。

8. 有严重心、脑、肺病患者以及有出血倾向的血液病患者禁用。

9. 醉酒或过饥、过饱、过度劳累的患者慎用。

［李广林］

揉抓排乳技术

产后哺乳期各种原因可引起急性乳腺炎。瘀滞期如不及时疏通淤乳，可致郁久化热，热盛肉腐，肉腐成脓。采用揉抓排乳手法疏通乳络，及时排除淤乳，可避免成脓之苦。

（一）作用机理

进行局部乳房按摩，可以通过穴位刺激和乳络疏通，改善乳房周围血液及淋巴循环，促进乳腺导管畅通，增加乳汁分泌和排泄，防止乳汁淤积。

（二）操作方法

1. 患者取坐位，先在患乳部搽以少量润滑剂。

2. 术者立于患者身后，左手托起乳房，右手五指顺着乳络方向，首先轻拿提拉乳头及乳晕部，以扩张输乳管，疏通该部淤乳，继而采用五指指腹揉、推、挤、抓的手法，按摩患乳部硬块，沿放射状从乳房基底部向乳头方向揉抓。随后，右手拇指与食指夹持患侧乳晕及乳头部，不断轻拉揪提，宿乳即呈喷射状排出，继续揉抓直至结块消失、乳房松软、淤乳排尽、疼痛明显减轻为度。

3. 对部分病情较重者，每日热敷后每2~3小时重复一次，并嘱患者继续充分哺乳，及时排空乳汁。

（三）适应证

适用于急性乳腺炎瘀滞期乳汁淤积、阻塞乳络，乳房肿胀疼痛。

（四）注意事项

1. 手法轻柔，力度均匀，尽量减轻患者疼痛。
2. 排乳前热敷乳房便于手法施行，提高排乳疗效。
3. 术者施术前修剪指甲，用指腹按摩排乳，避免指尖抠伤皮肤。

（五）禁忌证

1. 皮肤破损者，或伴有脓肿形成者禁用；
2. 患乳触痛明显，皮肤灼热、皮温明显升高，乳汁点滴难排者慎用。

［薛倩一］

中医脏腑疾病推拿疗法

中医脏腑疾病推拿，是在腹部穴位和背部穴位处，根据脏腑经络理论，通过特色推拿手法，如摩法、拿法、揉法、点穴等，治疗因脏腑功能失调导致的内科及妇科等病症的传统中医治疗手法。这是以"整体治疗，辨证施治"为原则，调整中焦脾胃机能，疏通经络，调理脏腑气血阴阳。脏腑推拿的功效是健脾胃、生气血、益肾气、平阴阳、疏肝胆、畅气机、调三焦、利通道。

（一）作用机理

1. 调理脏腑功能：通过按摩和刺激脏腑区域，可以激活脏腑的气血运行，增加器官的活力，加强它们的功能。
2. 促进血液循环：改善血液循环，增加毛细血管扩张，促进血液的流动。有助于让氧气和营养物质更好地运输到身体各部位，同时排出体内的体内的废物和毒素。

3. 提高免疫力：刺激免疫系统的活性，促进淋巴循环，增强巨噬细胞和自然杀伤细胞的功能，提高免疫细胞的活性。

（二）操作方法

1. 一指禅推任脉：以拇指指端或螺纹面着力，沿任脉的鸠尾穴经中脘穴、神阙穴、气海穴直推至关元穴，自上而下往返操作，重复2～3遍。

2. 掌摩腹部：手掌自然伸直，腕关节略背伸，将手掌平置于腹部，做顺时针或逆时针环形运动，力量需柔和渗透，时间为3～5分钟。

3. 掌运腹部：掌指关节微屈曲，使掌心空虚手呈拱桥状，扣放在神阙穴的两侧，先使掌根的大小鱼际部着力，将腹部向右侧做弧形推动，再以手指的指面着力，将腹部向左侧做弧形回带，如此反复约2分钟。

（三）适应证

1. 内科疾病：脘痞（消化不良）、胃胀（慢性胃炎）、胃痛（胃痉挛）、腹痛、腹胀、脾约（便秘）、腹泻（急慢性肠炎）、眩晕（脑供血不足）、头风（血管神经性头痛、偏头痛）、虚损（慢性疲劳综合征）、单纯性肥胖等。

2. 情志类疾病：不寐（睡眠障碍）、抑郁、焦虑、暴躁、情绪不稳等。

3. 妇科类疾病：月经前后诸症（更年期综合征）、月经不调、痛经、多囊卵巢综合征、阴挺（子宫脱垂）等。

（四）注意事项

1. 手法柔与，按压时要与患者呼吸配合，避免不适。

2. 脏腑推拿技术常常与经穴推拿技术配合使用。

（五）禁忌证

1. 女性经期或妊娠期禁用。

2. 严重心脑血管疾病、肿瘤或感染性疾病患者禁用。

3. 骨折、湿疹等皮肤病患者禁用。

4. 脏器有出血倾向或疑有出血者禁用。

［崔倪］

中医正骨疗法

中医正骨疗法是通过拔伸、复位、对正等手法，采用小夹板外固定方式，治疗骨折、关节脱位等运动系统疾病的一种治疗方法。它是中国传统医学的重要组成部分，距今已有三千多年的历史。早在周代，医疗分工上已有专人掌管骨科疾病的治疗，秦汉时期形成基本理论和技术。元代始用正骨科，作为十三科之一，为专门治疗骨关节外伤疾患的学科。中医正骨疗法通过手法的运用诊治骨与关节损伤。唐代著名骨伤科医家蔺道人在其专著《理伤续断方》中率先提出了"拔伸""用力收入骨""捺正""相度损处"等手法，元代伤家危亦林也在《世医得效方》中认为骨折脱位须运用手法"整顿归元"，清代吴谦于《医宗金鉴·正骨心法要旨》中指出："夫手法者，谓以两手安置所伤之筋骨，使仍复于旧也。"新中国成立后，中医正骨手法不断地得到发扬光大，并总结出正骨八法：手摸心会、拔伸牵引、旋转屈伸、提按端挤、摇摆触碰、夹挤分骨、折顶回旋、按摩推拿。

（一）作用机理

1. 通过施术者所施加的外力作用于病变部位相应的组织、关节，调整组织、关节的相对空间结构、解除肌肉痉挛状态，促进血液循环，从而达到消炎镇痛、舒筋通络的作用。

2. 恢复椎体间小关节的错位关系、松筋正骨、消除椎体间软组织异常张力，恢复脊柱间的力学平衡。

3. 改善小关节紊乱，改善筋骨力学失衡，恢复脊柱间正常位置。

（二）操作方法

1. 手摸心会：骨折整复前，医者用手触摸骨折部位，要求手法先轻后重，由浅入深，从远到近，两头相对，以达到良好的复位效果。

2. 拔伸牵引：主要引用是克服肌肉抵抗力，矫正患肢的短缩移位，恢复肢体的长度。按照"欲合先离，离而复合"的原则，开始牵引时肢体先保持在原来的位置，沿肢体的纵轴，由远近骨折段做对抗牵引；然后，再按整复的步骤改变肢体的方向，持续牵引。所施牵引力量的大小须以患者肌肉强度为依据，要轻重适宜，持续稳妥。

3. 旋转屈伸：主要矫正骨折断端的旋转及成角畸形，尤其适用于靠近关节部位的骨折。这种手法弥补了单纯拔牵引的不足。肢体有旋转畸形时，可由术者手握其远段，在拔伸下围绕肢体纵轴向左或向右旋转，以恢复肢体的正常生理轴线；屈伸时，术者一手固定关节近端，另一手握住远端沿关节的冠轴摆肢体，以整复骨折脱位。如伸直型肱骨髁上骨折，整复时应首先纠正骨折的旋转畸形，在牵引下屈曲肘关节，才可使骨折远端与近端会合。对多轴性关节附件的骨折也是如此。如肱骨外科颈内收型骨折复位时，宜先在内收、内旋位牵引，而后外展，再前屈、上举过头，最后内旋扣紧骨折面，把上举的肢体慢慢放下来。总之，骨折断端的四种移位（重叠、旋转、成角及侧方移位）通常是同时存在的，采用拔伸牵引与旋转屈伸手法相结合，才可使远近骨折端轴线一致重叠，移位才能得到纠正。

4. 提按端挤：主要用于纠正骨折之侧方移位。侧方移位可分为前后侧（即上下侧或掌背侧）移位和内外侧（左右侧）移位。实施手法时，医者以掌、指分别置于骨折断端的前后或左右，用力夹挤，迫使骨折复位。对于骨折前后侧移位者，用提按手法，医者以双手拇指按于突起的骨折一端向下，其余手指提下陷的骨折另一端向上，使骨折两端对合。对骨折内外侧移位者，用"端挤"手法，医者以一手固定骨折近端，另一手握住骨折远端，用四指向医者方向用力谓之"端"；用拇指反向用力谓之"挤"，将向外突出的骨折端向内挤迫。要求实施手法时用力要适当，方向要正确，医者手指与患者皮肤紧密接触，避免在皮肤上来回摩擦而引起损伤。

5. 摇摆触碰：这种手法主要适用于横断型及锯齿型骨折。经过上述手法后，骨折一般即可基本复位，但是横断、锯齿型骨折，其断端间可能仍有间隙。为了使骨折端紧密接触，增加稳定性，术者可用双手固定骨折部，由助手在稳定地维持牵引下左右或前后方向轻轻摇摆骨折远段，直到骨折断端间的骨擦音逐渐变小或消失。触碰手法一般用于横形骨折发生在干骺端时,在骨折整复及夹板固定患肢后,医者可用一手固定骨折部的夹板,另一手轻轻叩击骨折的远端,使骨折断端紧密嵌插,增加稳定性。

6. 夹挤分骨:此手法适用于矫正两骨并列部位骨折的侧方移位。在胫腓骨、尺桡骨、掌骨干或跖骨干之间有骨间膜或骨间肌附着,发生骨折后,骨折段因受骨间膜或骨间肌的牵拉而相互靠拢,形成侧方移位。整复骨折时,医者以双手拇指及食、中、无名三指分别由骨折部的掌背侧或前后侧对向夹挤两骨间隙,使骨间膜紧张,靠拢的骨折端分开,远近骨折段相对稳定,并列双骨折就像"单"骨折一样进行整复。

7. 折顶回旋:肌肉发达的患者发生横断或锯齿型骨折后,单靠牵引力量常不能完全矫正其重叠移位,可实施折顶法。操作时,术者双手拇指抵于突出的骨折一端,其他四指则重叠环抱于下陷的骨折另一端,在牵引下双手拇指用力向下挤压突出的骨折端,加大骨折成角畸形,依靠拇指的感觉,估计骨折的远近端骨皮质已经相抵时,骤然反折。反折时,环抱于骨折另一端的四指,将下陷的骨折端猛力向上提起,而拇指则持续向下压迫突出的骨折端,这样较容易矫正重叠移位畸形。回旋手法多用于矫正背向移位的斜型、螺旋型骨折,或有软组织嵌入的骨折。使用回旋手法时,关键在于必须根据受伤的力学原理,判断背向移位的途径,以骨折移位的相反方向施术。有软组织嵌入的横断骨折,须加重牵引,按原来骨折移位方向逆向回转,使断端相对,从断端的骨擦音来判断嵌入的软组织是否完全解脱。操作时,医生一定要十分谨慎,依靠双手分别把持两骨折端,使两折段骨皮质互相紧贴,以免增加软组织的损伤。若感到回旋有阻力时,应改变方向,以使骨折复位。

8. 按摩推拿:本手法适用于骨折复位、脊柱正骨后,起到调理患处周围软组织的作用,可使扭转曲折的肌肉、肌腱随着复位而舒展通达。操作时手法要轻柔,按照肌肉、肌腱的走行方向由上而下顺骨捋筋,达到散瘀舒筋的目的。

（三）适应证

1. 各部位软组织损伤：腰痹（急性腰扭伤）、落枕（颈部急性扭伤）、伤筋（踝关节扭伤）。

2. 筋骨损伤：项痹（颈椎病、颈肩综合征）、腰痹（腰椎间盘突出）、骶髂关节紊乱症、青少年脊柱侧弯等。

3. 产后腰痛。

（四）注意事项

1. 勿过饱、饥饿：不要在饱食之后或者在饥饿时进行按整脊正骨，一般应在饭后两小时为宜。

2. 注意情绪：在大恐、大怒、大喜大悲等情绪激动的情况下，绝对不适合进行中医正骨治疗。

3. 正骨后静养：不要急于运动，从事体力劳动的患者，不要急于劳作。

4. 改变生活习惯，避免劳累外伤等。

（五）禁忌证

1. 急慢性传染性病及恶性肿瘤患者禁用。

2. 溃疡性皮肤病、烫伤、烧伤者禁用。

3. 严重心脏病、肝病、年老体弱的危重病患者禁用。

4. 妊娠期女性禁用。

5. 诊断不明的急性脊柱损伤或伴有脊髓症状者禁用。

［王睿］

中医理筋法

中医理筋手法技术的重要组成部分，是骨伤科临床上常用的治疗方法。医生运用手指、掌、腕、臂的劲力，直接作用于患者的筋伤部位，通过各种手法的技巧及其力量，以调节机体的生理、病理变化，达到治病疗伤、整复愈伤的目的。理筋手法虽然不同于药物治疗，但其基本理论仍是以中医基础理论为依据,尤其以经络学为重要理论基础。从现代科学的角度来看,理筋手法又是一种以力学为特征的物理疗法,其内涵是以中医学和现代科学为基础的。

(一) 作用机理

理筋手法以辨证论治为基础,贯穿局部与整体,兼顾内治与外治相结合,即注重局部损伤的变化,又重视脏腑气血的盛衰,并以八纲辨证、脏腑辨证、气血辨证等为治疗依据,根据损伤的虚实、新旧、轻重、缓急等具体情况而选择应用。

(二) 操作方法

1. 按摩法:按法和摩法的合称。按法是用指尖、拳尖、手掌、肘等部位在患处垂直用力,按法作用较深,以局部感觉胀痛为度;摩法是用手在局部回旋移动,作用轻柔而浅,速率较快。按摩法临床使用最普遍,明代以前作为理筋手法的总纲。

2. 推拿法:推法和拿法的统称。推法是用指、掌等着力于人体一定部位或经络、穴位上,沿某一方向向前推行;拿法是用双手或单手,以拇指与其他手指相对捏拿某一部位或穴位,徐徐用力捏紧,并不时揉拿。推法因操作部位不同分成指推法、大小鱼际推法、掌根推法等;拿法分成三指拿、四指拿、五指拿等。推拿法是常用手法,故又是手法的统称。

3. 揉法:用手指或手掌在皮肤上压着做轻轻回旋揉动的手法。操作时手不离开皮肤,使该处的皮下深部组织随揉动而滑移。

4. 点穴法:又称指针,是用指端、指间关节、拳尖、肘尖等部位在体表经络、穴位上垂直点压,使患者产生得气感,也是常用的治疗性手法。

5. 滚法:用手背近小指侧部分或小指、无名指、中指的掌指关节突起部或前臂,附着于施术部位做连续滚动运动。

6. 叩击法:叩法和击法的合称。叩法较轻,用空拳或指端;击法较重,用拳、掌或器械。叩击法操作时是以腕部活动带动手部叩击,快速有节奏,用力又有弹性。

7. 摇晃法:依据被摇晃的部位,持拿肢体远端,相对固定肢体近端,以关节为轴，使肢体做被动的回旋、环转及屈伸活动。

8. **牵抖法**：用双手或单手持握肢体远端，轻轻向远端做牵拉，然后发力快速上下抖动，使肢体产生小幅的上下连续颤抖。

9. **扳动法**：用双手向同一方向或相反方向用力，使关节被动伸展或旋转至极限，然后再突然用巧力，使关节产生一关节弹响。扳动法主要用于颈、腰、胸椎及关节筋伤，手法技巧性极高，使用不慎可能出现意外，故须慎用，严格掌握。

10. **弹拨法**：弹法和拨法的合称。弹法用拇指与其他手指相对捏拿肌肉筋腱，用力向上提拉迅速放手，使筋腱回弹；拨法用指端按压于穴位上或某一部位，做与肌筋纤维垂直方向的来回拨动。

（三）适应证

项痹（颈椎病）、肩凝症（肩关节周围炎）、胸椎小关节紊乱症、胸胁屏伤、腰痹（腰椎小关节紊乱症、急性腰扭伤、腰椎间盘突出症、第三腰椎横突综合征、腰肌劳损、腰背部肌筋膜炎）、腰腿痛（梨状肌综合征、臀上皮神经炎、坐骨神经痛、骶髂关节损伤）、腓肠肌痉挛、腰骶部和下肢筋伤、腹痛等。

（四）注意事项

医生应修剪指甲，避免刺伤皮肤；不可使用暴力和蛮力。

（五）禁忌证

1. 诊断尚不明确的急性脊柱损伤伴有脊髓损伤症状者禁用。

2. 急性软组织损伤早期局部疼痛剧烈或局部肿胀瘀血严重者禁用。

3. 可疑或已经明确诊断有骨关节或软组织肿瘤、骨关节结核、骨髓炎、老年性骨质疏松症等骨病者禁用。

4. 肌腱、韧带大部分或完全断裂者禁用。

5. 伴有严重心、脑、肺等器质性病变的患者禁用。

6. 有出血倾向的血液病患者禁用。

7. 急性传染病、局部有严重皮肤破损或皮肤病的患者禁用。

8. 年老体弱、脊柱重度滑脱以及腰椎间盘突出症急性期禁用。

9. 有精神疾病且又不能合作的患者慎用。

10. 妇女妊娠期或月经期慎用。

11. 对手法有恐惧心理、极度疲劳、饥饿、饱食者慎用。

［王睿］

牵引疗法

牵引，是从手法的拔伸而来。这里讲的牵引，指通过牵引装置进行的持续牵引，是利用沿肢体纵轴的牵引力，对抗肌肉的张力和痉挛，预防和矫正软组织挛缩以及骨与关节的畸形，辅助治疗骨折、脱位和筋伤的一种方法。

（一）作用机理

通过手法或牵引装置对肢体产生牵引力，来对抗肌肉张力和痉挛，纠正骨折、脱位、筋伤、神经根卡压或肢体畸形等。

（二）操作方法

1. 皮肤牵引法：在伤肢两侧皮肤上涂一层复方苯甲酸酊，在骨突起处放置纱布，不使胶布直接接触该处，先持胶布较长的一端平整地贴于大腿或小腿外侧，并使扩张板与足底保持两横指的距离，然后将胶布的另一端贴于内侧。注意两端长度一致，以保证扩张板处于水平位置。胶布外面自上而下地用绷带缠绕。将胶布平整地固定于肢体上，勿过紧，以防影响血液循环。将肢体置于牵引架上，根据骨折对位要求调整滑车的位置及牵引方向。牵引重量根据患者年龄、体重和骨折类型、移位程度及肌肉丰厚情况而定，但一般不能超过 3 kg。腘窝和跟腱处应垫以棉垫，勿使悬空。

2. 骨牵引法：将骨圆针或牵引钳穿入骨骼内，通过牵引装置，使牵引力直接作用于骨骼进行牵引，称为骨牵引。此法在四肢骨折脱位中常用，穿针部位在骨折的远端，或者穿在骨折处的关节远端，如股骨干骨折，牵引针穿在胫骨近端。如为颈椎骨折脱位，则牵引钳固定于颅骨外板上。牵引力直接作用于骨骼（或通过关节再传导给骨骼），而到达损伤部位，起到复位和固定的作用，可以承受较大的牵引重量。

(1) 颅骨牵引：用甲紫溶液在两侧乳突之间画一条冠状线，再沿鼻尖到枕外粗隆画一条矢状线。将颅骨牵引弓的交叉部支点对准两线的交点，两端钩尖放在横线上，充分撑开牵引弓，钩尖所在横线上的落点即为进针点。另一方法是由两侧眉外端向颅顶画两条平行的矢状线，两线与上述冠状线相交的两点，即为进针点。以甲紫标记两进针点。

常规消毒，铺无菌巾，局部麻醉后，用尖刀在两点处各作一长约 1 cm 小横切口，深达骨膜，止血，用带安全隔板的钻头在颅骨表面斜向内侧约 45°角，以手摇钻钻穿颅骨外板（成人约 4 mm，儿童约为 3 mm）。注意防止穿过颅骨内板伤及脑组织。然后将牵引弓两钉齿插入骨孔内，拧紧牵引弓螺丝钮，使牵引弓钉齿固定牢固，缝合切口并用乙醇纱布覆盖伤口。牵引弓系牵引绳并通过滑车，抬高床头 20 cm 左右作为对抗牵引。

牵引重量：一般第 1～2 颈椎用 4 kg，以后每下一椎体增加 1 kg。复位后其维持重量一般为 3～4 kg。为了防止牵引弓滑脱，于牵引后第一、第二天内，每天将牵引弓的螺丝加紧一扣。

(2) 尺骨鹰嘴牵引：自尺骨鹰嘴尖端向远端 2 cm 处作一尺骨背侧缘的垂直线，再在尺骨背侧缘的两侧各 2 cm 处画两条与尺骨背侧缘平行的直线，三条直线相交的两点即为牵引针的进出针点。定位后用甲紫做好标记。

患者仰卧位，助手将患者伤肢提起，屈肘 90°，前臂中立位。常规皮肤消毒、铺巾，局麻生效后，术者将固定在手摇钻上的骨圆针从内侧标记点刺入皮肤至骨，转动手摇钻将骨圆针穿过尺骨鹰嘴，从外侧标记点穿出。穿针时应始终保持针与尺骨干垂直，不能钻入关节腔或损伤尺神经，以免造成不良后果。穿好针后去除手摇钻，使牵引针两端外露部分等长，安装牵引弓并拧紧固定以免滑脱，针眼部用乙醇纱布保护，针之两端用青霉素瓶套入，连接牵引绳及牵引装置，沿上臂纵轴线方向进行牵引，同时将伤肢前臂用布带吊起，保持肘关节屈曲 90°。

牵引重量：一般牵引重量为 2～5 kg。

（3）股骨髁上牵引：膝伸直位，自髌骨上缘作一与股骨干垂直的横线，再沿腓骨小头前缘与股骨内髁隆起最高点各作一条与髌骨上缘横线相交的垂直线，相交的两点即为克氏针的进出针点，同时以甲紫作好标记点。也可以内收肌结节上方 2 cm 处作为进针点。

患者仰卧位，伤肢置于布朗架上，使膝关节屈曲 40°，常规消毒铺巾，局部麻醉后，以克氏针在大腿内侧标记点穿入皮肤，直达骨质，掌握骨钻进针方向，徐徐转动手摇钻，当穿过对侧骨皮质时，以手指压迫针眼处周围皮肤，穿出钢针，使两侧钢针相等，乙醇纱布覆盖针孔，安装牵引弓，进行牵引。穿针的方向应呈水平位与股骨干纵轴垂直，否则钢针两侧负重不平衡，易造成骨折断端成角畸形。

股骨髁上牵引的重量应根据患者的体重和损伤情况决定，如骨盆骨折、股骨骨折和髋关节脱位的牵引重量，成人一般为体重的 1/8～1/16，年老体弱者为体重的 1/9，维持牵引的重量为体重的 1/10。牵引时，应将床脚抬高 20 cm 左右，以作为对抗牵引。

（4）胫骨结节牵引：自胫骨结节向下 2 cm，画一条与胫骨结节纵轴垂直的横线，在纵轴两侧各 3 cm 左右处，画两条与纵轴平行的纵线，与横线相交的两点，即为克氏针进出针点，同时做好标记。也可以胫骨结节最高点向下 2 cm 再向后 2 cm 处外侧作为进针点。

患者仰卧位，将伤肢置于布朗架上。常规消毒，铺无菌巾，局部浸润麻醉，助手牵引踝部维持固定，以防止继发损伤和减少患者痛苦。将克氏针自标记点从外向内刺入皮肤，直达骨质，摇动手摇钻穿透骨质，自内侧标记点处穿出。钢针穿出皮肤后，使针之两端等长后，乙醇纱布保护针孔，安装牵引弓，连结牵引装置。

牵引重量：成人一般为体重的 1/10～1/8，维持重量为 3～5 kg。

（5）跟骨牵引：自内踝尖到足跟后下方连线中点，或自内踝尖垂直向下 3 cm，再水平向后 3 cm，即为内侧进针点。将伤肢置于牵引架上，在小腿下方垫一沙袋使足跟抬高，助手一手握住前足，一手握住小腿下段，维持踝关节中立位。

常规消毒足跟周围皮肤，局麻后，用手摇钻或骨锤将克氏针自内侧标记点刺入，直达骨骼，使针贯穿跟骨至对侧皮外，酒精纱布覆盖针孔，安装牵引弓进行牵引即可。牵引针用骨圆针，穿针时应注意针的方向：胫腓骨干骨折时，针与踝关节面呈倾斜15°，即针的内侧进口处低、外侧出口处高，这样有利于恢复胫骨向内的正常生理弧度。

跟骨牵引重量一般为4~6 kg，维持重量为2 kg。

（6）肋骨牵引：用于多根多段肋骨骨折造成浮动胸壁，出现反常呼吸时。患者仰卧位，常规消毒铺巾，选择浮动胸壁中央的一根肋骨。局部浸润麻醉后，用无菌巾钳将肋骨夹住，钳子的另一端系于牵引绳，进行滑动牵引。牵引重量一般为2~3 kg。

3. 牵引带牵引法：这类牵引是利用牵引带系于患者肢体某一部位，再用牵引绳通过滑轮连接牵引带和重量进行牵引的方法。临床上对骨折和脱位有一定的复位固定作用；还可用于缓解和治疗筋伤的痉挛、挛缩和疼痛。根据病变部位的不同，常用的有以下几种牵引方法：

（1）颌枕带牵引：利用枕颌带系于颌下与枕部，连接牵引装置牵引颈椎的一种方法。其目的是利用牵引维持固定，头颈于休息位，使颈椎间隙压力减低，缓解肌肉痉挛，恢复颈椎的动静态平衡，促使神经根水肿吸收等，从而缓解症状，达到治疗目的。

（2）骨盆悬吊牵引：利用骨盆悬吊兜将臀部抬离床面，利用体重使悬吊兜侧面拉紧向骨盆产生挤压力，对骨盆骨折和耻骨联合分离进行整复固定。

（3）骨盆牵引带牵引：是让患者仰卧于骨盆牵引床上，用束带分别捆绑于胸部和骨盆部，在束带上连接一定的重量或施加一定的力量进行牵引。

（4）腰椎三维牵引：让患者俯卧于腰椎三维牵引床上，用束带分别捆绑于胸部和骨盆部，在束带上连接三维牵引床两端，电脑设定三维牵引床的牵引距离、牵拉时间、腰部以下旋转及折叠角度等参数，对腰椎产生牵拉、旋转等力量，来达到解除神经根压迫的方法。目前，电脑程控骨盆牵引床已经得到普遍应用。

操作方法：让患者俯卧于腰椎三维牵引床上，用束带分别捆绑于胸部和骨盆部，在束带上连接三维牵引床两端。设计牵引数据，拉距在60～70 mm，下倾角为15°～18°，转角为10°～15°，数据设置与患者身高及病变椎间盘改变的间隙成正比。先平牵拉伸2次，然后下倾＋左右转角牵引各2次，最后平牵拉伸2次，每次牵引时间一般设置1秒。操作时，医者拇指顶住偏歪之棘突，同时脚踏控制开关，指下有棘突滑动感则证明为有效牵引，否则可重复当前操作。

（三）适应证

1. 皮肤牵引法：需要持续牵引，但又不需要强力牵引的骨折，或不适于骨骼牵引、布带牵引的病例。主要用于小儿下肢骨折。

2. 骨牵引：多用于肌肉发达的成年人和需要较长时间或较大重量牵引的病例。临床上常用于：① 成人肌力较强部位的骨折，尤其是不稳定性骨折、开放性骨折、骨盆骨折、髋臼骨折及髋关节中心性脱位等；② 颈椎骨折与脱位；③ 学龄前儿童股骨干不稳定性骨折，如需要骨牵引，骨圆针的进针处应避开骨骺，以免影响骨的生长发育；④ 皮肤牵引无法实施的短小管状骨骨折，如掌骨、指（趾）骨骨折；④ 某些手术前准备，如关节挛缩畸形矫形术前准备等。

3. 牵引带牵引：颌枕带牵引适用于轻度脊髓损伤的颈椎骨折或脱位、颈椎病、颈椎间盘突出症的治疗。骨盆悬吊牵引适用于骨盆环骨折分离、耻骨联合分离、髂骨翼骨折向外移位以及骶髂关节分离等。骨盆牵引带牵引和腰椎三维牵引适用于腰椎间盘突出症、腰椎小关节紊乱症、急性腰扭伤以及慢性腰肌劳损等症。

（四）注意事项

1. 皮肤牵引

（1）注意牵引重量是否合适，太轻不起作用，过重则易伤及皮肤或起水疱，影响继续牵引其对患肢无侵入性损伤，无穿针感染之危险，但皮肤本身所承受力量有限，只能适当用轻重量（少于3 kg）牵引。

(2) 牵引时间一般为2~3周，时间过长，因皮肤上皮脱落影响胶布黏着力，如需继续牵引应更换新胶布维持牵引。

(3) 牵引期间应定时检查伤肢长度及牵引的胶布粘贴情况，及时调整重量和体位，防止过度牵引。

(4) 注意有无皮炎发生，小儿皮肤柔嫩，对胶布反应较大，若有不良反应，应及时停止牵引；注意检查患肢末梢血运及足趾（指）感觉活动情况。

2. 骨牵引

(1) 经常检查牵引处有无不适，如皮肤绷得过紧，可适当切开少许减张，穿针处如有感染，应设法使之引流通畅，保持皮肤干燥，感染严重时应拔出钢针改换牵引位置。

(2) 牵引重量应根据患者的年龄、体质、肌肉发达情况以及骨折的部位、类型、移位程度，并结合X线等来确定和调整。切勿过重，一旦复位或肢体肿胀消退后，应酌情减轻牵引重量，防止过度牵引。

(3) 牵引开始数日，应透视骨折端对位矫正情况，及时调整体位或加小夹板等矫正。

(4) 骨牵引治疗骨折，牵引时间一般为4~8周，以临床愈合为准。

(5) 牵引过程中应本着动静结合、筋骨并重的原则，鼓励伤员进行功能锻炼，防止伤肢及未牵引肢体发生失用性肌肉萎缩、关节僵硬等。

(6) 每日检查牵引装置1~2次，保持牵引绳与肢体长轴方向一致。注意牵引绳有无断裂，在牵引装置上滑动有无障碍，骨圆针是否松动，伤肢血运是否正常。如发现问题，及时处理。

3. 牵引带牵引

(1) 颌枕带牵引：坐位牵引时，应选择高低合适的座椅，坐垫松软并带有靠背，务必保持端坐体位。卧位牵引时，应选择合适的床铺，便于连接牵引装置。牵引角度是牵引治疗的关键因素之一。一般对颈型、神经根型颈椎病患者进行牵引时，头颈宜前屈15°~30°；椎动脉型颈椎病患者宜采用垂直或略前屈牵引；无关节交锁的颈椎骨折，多采用头颈略后伸的卧位牵引；伸直型颈椎骨折多采用卧位牵引。开始牵引时，有少数患者出现头痛、恶心、颈部不适等不良反应时，通过调整枕颌带的位置，减轻重量、调整牵引角度多能缓解。牵引重量要根据病变节段、颈部的粗细、牵引角度等因素调节，最终不引起患者明显不适为参照，力量过小不能起效果，过大则可能引起损伤。持续牵引期间需休息，每20分钟左右要暂时解开，按摩下颌部，张嘴活动下颌关节，以减少皮肤压疮和下颌关节损伤，同时也缓解颈部肌肉的牵引力。

（2）骨盆悬吊牵引：牵引时两横木棍尽可能向中央收紧，以增加对骨盆两侧的挤压力，既可稳定骨折减少疼痛，又便于护理，同时患者感觉舒适。有骨盆环断裂的骨折，必要时同时进行两下肢的骨牵引，经4~6周悬吊牵引后可改为骨盆弹力夹板或石膏短裤固定，一般需要7~8周才能扶拐下地活动。

（3）骨盆牵引带牵引和腰椎三维牵引：对腰椎不稳定者不宜用较大重量牵引，以免加重症状。患者若在牵引中出现症状加重，或胸闷不适者，应调整牵引的重量、体位以及牵引带的松紧。部分患者可采取双小腿用枕垫高，或屈膝60°~90°，更能有效地松弛腰背肌，使腰椎间隙后缘加宽，有利于减轻神经根刺激症状。经骨盆牵引后，疼痛减轻，应配合积极的腰背肌功能锻炼。合并腰椎椎管狭窄的患者禁用牵引。

（五）禁忌证

1. 皮肤牵引法：① 皮肤对胶布过敏者、皮肤有损伤或炎症者禁用；② 肢体有血管病变者，如静脉曲张、慢性溃疡、血管硬化及栓塞等禁用；③ 骨折严重错位需要重力牵引才能矫正畸形者禁用。

2. 骨牵引：牵引处有感染或开放性伤口，创伤污染严重者不宜做骨牵引。

3. 牵引带牵引：① 牵引处皮肤软组织破损，无法固定牵引带者禁用；② 脊髓型颈椎病不合适颌枕带牵引治疗；③ 合并腰椎椎管狭窄的患者禁用骨盆牵引带牵引和腰椎三维牵引。

［王睿］

棍针拨筋疗法

棍针拨筋疗法是使用一种设计巧妙、功能多样、省时省力，用于推拨病筋的组合型棍针，解放施行推拨病筋术者的手指，通过实施拨筋、按摩、刮痧和艾灸等多种方法作用于人体软组织损害性压痛点，对骨骼肌、筋膜、韧带、脂肪垫等骨骼附着处中丰富的神经末梢与其周围炎性脂肪结缔组织之间起到间接的松解，压伤或者压毁神经末梢，从而阻断无菌性炎症的化学性刺激（疼痛信号）向大脑的传导，使肌痉挛随之放松，以达到"去痛致松、以松治痛"的作用，对于消除软组织损害引起的痛症及其相关征象问题立竿见影。棍针可迅速松解粘连挛缩，改善局部血供，减轻组织神经血管压迫。

（一）作用机理

通过实施拨筋、按摩、刮痧和艾灸等多种方法作用于人体软组织损害性压痛点，对骨骼肌、筋膜、韧带、脂肪垫等骨骼附着处中丰富的神经末梢与其周围炎性脂肪结缔组织之间起到间接的松解，压伤或者压毁神经末梢，从而阻断无菌性炎症的化学性刺激（疼痛信号）向大脑的传导，使肌痉挛随之放松，以达到"去痛致松、以松治痛"的作用，消除软组织损害引起的痛症及其相关征象。

（二）操作方法

1. 挑拨法：针对条索状较粗的病筋，在病筋周围来回挑拨。
2. 刨动法：针对较细成片的病筋，用棍针粗端来回刨动。
3. 刮法：针对病位结节在不平坦的部位，如四肢、颈部。
4. 点穴法：针对痛点（阿是穴）进行局部点穴。

（三）适应证

广泛适用于头、颈、背、肩、臂、腰、骶、臀、腿及腹部相关的慢性疼痛。

1. 骨科疾病：项痹（颈椎病）、肩凝症（肩关节周围炎）、胸腹肌疼痛、腰背痛、腰腿痛（坐骨神经痛），以及椎管内外软组织因急性损伤后遗或慢性劳损形成的损害性病变所产生的无菌性炎症等。

2. 妇科疾病：乳癖（乳腺增生痛）、痛经、腹痛（慢性盆腔炎）等。

3. 内科疾病：胃痛（慢性胃炎）、头风（偏头痛）等。

（四）注意事项

1. 棍针治疗过程中若出现头晕、目眩、心慌、出冷汗、面色苍白、恶心欲吐，甚至神昏扑倒等现象，应立即停止治疗，取平卧位，立刻通知医生，配合处理。

2. 棍针疗法讲究强刺激，用力稍大是有好处的，但力度应以患者能耐受为度。

3. 对于每一部位的拨筋时间不宜过长，否则会造成筋膜水肿，一般每个部位1～2分钟即可。

4. 病情较重者，每日一次为宜，也可隔日或每三天治疗一次。

5. 治疗后注意保暖，避免吹风受凉，4～6小时后方可洗澡。

6. 做好消毒隔离，一人一具，用75％乙醇擦拭或500 mg/L含氯消毒液浸泡30分钟。

（五）禁忌证

1. 骨折、骨结核、骨肿瘤者禁用。

2. 孕妇的腹部、腰骶部不宜进行棍针治疗。

3. 急性扭挫伤、皮肤出现肿胀破溃者不宜进行棍针治疗。

4. 严重心血管疾病、肝肾功能不全、出血倾向疾病、感染性疾病、极度虚弱、皮肤疖肿包块、皮肤过敏者不宜进棍针治疗。

5. 不配合者，如醉酒、精神分裂症、抽搐者不宜进行棍针治疗。

［王睿］

导引术

导引术是一种呼吸运动、肢体运动、意念活动相结合的养生健身运动,是古代的一种健身方法,由意念引导动作,配合呼吸,由上而下或由下而上地运气。相当于现在的气功或体育疗法。亦作"道引",常与服气、存思、咽津、自我按摩等相配合进行。

"导引"一词最早见于《庄子·刻意》篇:"吹呴呼吸、吐故纳新、熊经鸟伸,为寿而已矣。此导引之士,养形之人,彭祖寿考者之所好也。"此段文字说明呼吸吐纳和熊经鸟伸等活动是导引的基本内容,其目的是养形、益寿等。

导引是中医的常用治疗方法之一,《黄帝内经》当中就已经有了记载,《灵枢·病传》载:"黄帝曰:'余受九针于夫子,而私览于诸方,或有导引行气、乔摩、灸、熨、刺、焫、饮药之一者,可独守耶,将尽行之乎?'",指出"导引"与"乔摩、灸、熨、刺、焫、饮药"等并列为主要的治疗方法。

(一)作用机理

导引术起源于上古,早在春秋战国时期就已非常流行,为当时神仙家与医家所重视。后为道教承袭作为修炼方法之一,并使之更为精密,使"真气"按照一定的循行途径和次序进行周流。道教将其继承发展,以导引为炼身的重要方法,认为它有调营卫、消水谷、除风邪、益血气、疗百病以至延年益寿的功效。

(二)操作方法

导引包括"导气"和"引体"两个方面,所谓"导气令和,引体令柔"。狭义的导引一般指"屈伸之法""俯仰之术",即人的肢体运动;而广义的导引除肢体运动外,还包括呼吸运动(即吐纳法或行气),单纯的呼吸运动也可以称作行气导引。自我按摩也是广义导引术的一部分。因此对于导引比较合适的定义是:"按照一定规律和方法进行肢体运动及呼吸吐纳和自我按摩,以防病保健的方法"。中国三大古典导引术系统包括:五禽戏、八段锦、易筋经。

(三)适应证

中医导引术可以广泛地应用于多种疾病的治疗与康复。

1. 骨伤科疾病：如肩凝症（肩关节周围炎）、项痹（颈椎病）、腰痹（腰椎间盘突出征、急性腰扭伤）、腰腿痛（梨状肌综合征）、痹症（骨性关节炎）等。

2. 临床上还常应用于身心疾病及诸多慢性病、老年病的防治。比如不寐（失眠）、中风（脑血管意外后遗症）的康复，提高肿瘤患者的生存质量等。

（四）注意事项

进行导引活动时应确保周围环境安全，温度适宜，注意避风。在导引活动中如过出现不适，应立刻停止活动并进行对症处理。

（五）禁忌证

年老体弱或因疾病等原因无法完成导引活动者，禁行导引活动。

［袁洋］

小夹板固定技术

小夹板固定技术是一种常用的骨折治疗方法，它利用与肢体外形相适应的特制夹板来固定骨折部位，以促进骨折愈合和恢复功能。晋代葛洪在《肘后备急方》中首次记载了在骨折治疗中采用竹板固定的方法。唐代医家蔺道人在其著作《仙授理伤续断秘方》中，继承并发展了骨伤科前人的学术成就，系统总结了整复、小夹板固定、活动和内外用药的骨折治疗大法，并提出了小夹板"动静结合"的固定原则，这一原则对后世中国骨科的发展影响深远，至今仍在骨折治疗中具有重要意义。小夹板固定技术具有使用方便、价格低廉、固定范围小、有利于关节早期活动等优点。

（一）作用机理

夹板固定是从肢体的生理功能出发，通过扎带对夹板的约束力，压垫对骨折断端防止或矫正成角畸形和侧方移位的效应力，充分利用肢体肌肉收缩活动时所产生的内在动力，使肢体内部动力因骨折所致的不平衡重新恢复平衡。

（二）操作方法

1. 取合适规格的夹板，或可裁剪夹板以符合患肢长度。

2. 根据骨折类型准备好加压垫。

3. 协助患者取适宜体位，显露患肢，手法整复骨折后，将患肢保持功能位或所需的位置。

4. 根据骨折移位情况安置加压垫并胶布固定，棉纸包绕患肢。

5. 安放对骨折起主要固定作用的两块夹板，绷带自肢体远端向近端环绕包扎使其基本稳定。

6. 再安置其他块夹板，继续绷带环绕包扎，绷带的下一层压住上一层的1/2～1/3。

7. 诸夹板用绷带环形包扎固定基本稳定后，剪断绷带。

8. 从远端端到近端缚扎带3～4根，每根扎带绕肢体两周后结扎。

9. 检查扎带的松紧度，以带结能上、下活动各1 cm为准。

10. 检查患肢末梢血运，若发现末梢血运不良，需重新调整绷带及扎带的松紧度。

11. 予抬高患肢，若是上肢的夹板固定，则需要用绷带或前臂吊带悬吊上肢。

（三）适应证

1. 几乎所有的闭合性四肢骨折。

2. 创面较小、经过清创闭合创面后的开放性骨折。

3. 某些陈旧性四肢骨折在经过手法整复后。

4. 小夹板固定技术可以与牵引术配合使用。

（四）注意事项

1. 适当抬高患肢，以利消肿。

2. 密切观察患肢的血液循环情况，重点：动脉的搏动及温度，颜色、感觉、肿胀程度。

3. 棉垫、夹板两端或骨骼隆突部位检查，以防发生压迫性溃疡。

4. 注意经常调整夹板的松紧度。

5. 定期做 X 线透视或摄片检查，若再发生移位，应再次进行复位。

6. 及时指导病人进行练功活动。

7. 掌握好解除夹板的日期。

（五）禁忌证

1. 错位明显之不稳定性骨折禁用。

2. 伴有软组织开放性损伤、感染及血循环障碍者禁用。

3. 躯干骨骨折等难以确实固定者禁用。

4. 昏迷或肢体失去感觉功能者禁用。

5. 患肢有血液循环障碍及神经功能损伤者禁用。

6. 体形肥胖，小夹板无法固定或固定后无法达到目的，影响骨折愈合者禁用。

7. 不能按时复诊者禁用。

［顾伏龙］

中医创面治疗法

垫棉法

垫棉法是中医外科的特色外治法之一，通过将棉花或纱布折叠成块以衬垫疮部，借助加压的力量，使溃疡的脓液不在袋下潴留，或使过大的空腔得以粘合，从而达到促进愈合的目的。本法最早详细记载于明代陈实功的《外科正宗》，对痈疽内肉不合法，其曰："痈疽、对口、大疮，内外腐肉已尽，惟结痂时，内肉不粘连者，用软绵帛七八层放疮上，以绢扎紧，睡实数次，内外之肉自然粘连一片，如长生成之肉矣。有患口未完处，再搽玉红膏，其肉自平矣。"

（一）作用机理

1. 局部加压，强迫粘连：《外科证治全书》对垫棉法的机理进行了阐述："……不但无外邪乘袭，且使皮膜连属，融融然气血流畅，易生肌肉也。"通过垫棉法，压实患处，使肉分之间的荣卫相会，可以达到沟通气血的目的，避免脓肿再犯，以促进创面的愈合，同时又可以避免外邪侵袭患处在而耽误病情，一举两得。

2. 固定药物：可将药物固定。

3. 助疮回阳：古代医家治疗疮疡时特别注重防寒保暖。在疮疡形成的过程中，全赖阳气托毒外出，此时，病位较浅，为易治之证，故在痈疽脓未尽之时最忌受凉，配合垫棉法可避免疮面遭受寒邪侵袭。若已受凉，也可采用垫棉法绷缚疮面，起到保暖、助痈疮发溃的作用。

4. 改变引流方向：徐灵胎利用垫棉法治疗乳房袋脓，在不增加引流口的前提下，使脓从上而出，更以热茶壶熨之，促进药气入里，配合生肌托脓之万散，起托脓之效，脓尽肌生，加速愈合。

（二）操作方法

使用前先清洁疮面，切开引流后如出现袋脓者，将棉垫或纱布折叠成块垫衬在疮口下方空隙处，并用宽绷带固定；对窦道深而脓水不易排尽者，用棉垫或纱布压迫整个窦道空腔，并用绷带扎紧；对于脓水已尽，但空腔面积大，皮肤与新肉一时不能粘合者，使用时可将棉垫按空腔的范围稍微放大，满垫在疮口之上，再用绷带绷紧。具体应用时，需根据不同部位在垫棉后采用不同的绷带予以加压固定。用于粘合皮肉，应5～7天更换1次；如用于袋脓，则应2～3天更换1次。

（三）适应证

适用于溃疡脓出不畅有袋脓者；或疮孔窦道形成，脓水不易排尽者；或溃疡脓腐已尽，新肉已生，但皮肉一时不能粘合者。见于：发（急性蜂窝织炎）、有头疽（肌肉软组织急性化脓性感染）、粉刺性乳痈（浆细胞性乳腺炎、肉芽肿性乳腺炎）、乳漏（乳房部窦道、乳头瘘）、乳痨（乳腺结核）、肛痈（肛周脓肿）、漏疮（肛瘘）等疾病，以及腘窝部溃疡、腹部慢性窦道等。

（四）注意事项

1. 在急性炎症红肿热痛尚未消退时不可应用，否则有促使炎症扩散之弊。

2. 如应用本法，未能获得预期效果时，则宜采取扩创引流手术。

3. 应用本法期间，如出现发热、局部疼痛加重者，应立即终止使用，并采取相应的措施。

（五）禁忌证

急性炎症期禁用。

［付荣华］

挂线疗法

挂线疗法是采用普通丝线或药制丝线、或纸裹药线、或橡皮筋线等来挂断瘘管或窦道的治疗方法。本疗法具有操作简便、疗效确切、治疗过程中几乎不出血、术后创口愈合快、不影响其生理功能等特点。本法首载于明代徐春甫所著的《古今医统》云："只用芫根煮，挂破大肠……药线日下，肠肌日长……鹅管内消。"

（一）作用机理

利用挂线的紧箍力，阻滞气血、经络，使局部组织坏死，从而达到慢切开的治疗目的。挂线又能起到引流作用，分泌物和坏死组织液随挂线引流排出，从而保证引流通畅，防止发生感染。

（二）操作方法

先用球头银丝自甲孔探入窦道，使银丝从乙孔穿出（如没有乙孔的，可在局麻下用硬性探针顶穿，再从顶穿处穿出），然后用丝线做成双套结，将橡皮筋线一根结扎在自乙孔穿出的银丝球头部，再由乙孔回入管道，从甲孔抽出，这样，橡皮筋线与丝线贯穿瘘管管道两口。此时将扎在球头上的丝线与橡皮筋线剪开（丝线暂时保留在管道内，以备橡皮筋线在结扎折断时，用以引橡皮筋线做更换之用），再在橡皮筋下先垫以两根丝线，然后收紧橡皮筋线，打一个单结，再将所垫的两根丝线各自分别在橡皮筋线上打结处予以结缚固定，最后抽出管道内上述保留的丝线。

（三）适应证

凡疮疡溃后脓水不净，虽经内服、外敷等治疗无效而形成窦道或瘘管者；或疮口过深，或生于血络丛处而不宜采用切开手术者均可使用。适用于单纯性肛瘘、复杂性肛瘘、乳房部瘘管（窦道），对于高位复杂性肛瘘尤具显效。

（四）注意事项

1. 如果瘘管管道较长，发现挂线松弛时，必选将线收紧。

2. 在探查管道时要轻巧、细致，避免形成假道。

3. 为了减轻疼痛，缩短脱落时间，在收紧橡皮筋前需要切开内、外口之间的皮肤、皮下组织和外括约肌皮下部，切除外口周围瘢痕组织。

（五）禁忌证

1. 肛周皮肤病患者慎用。

2. 瘘管并发脓肿者禁用。

3. 严重的肺结核、梅毒或极度虚弱者禁用。

［王元钊］

拖线疗法

拖线疗法是以粗丝线贯穿于瘘管、窦道中，通过拖拉引流，排净脓腐，以治疗瘘管、窦道的方法，具有组织损伤少、痛苦小、疗程短、愈合后外形改变少的优点。本疗法是在传统药捻疗法与挂线疗法的基础上创立的。

（一）作用机理

拖线疗法以线代刀，具有疏通经络、活血祛瘀、调整局部气血的运行功能，能促使毒随脓泄，邪去而正复，从而促进组织缺损修复。

（二）操作方法

以4～6股7号或10号医用丝线或纱带引置于管道中，丝线两端要迂折于管道外打结，以防脱落，但丝线或纱带圈不必拉紧，以便每日来回拖拉。每日换药时，用提脓祛腐药掺于丝线上，通过来回拖拉后将药物置于管腔中，使管道中脓腐坏死组织得以排出。待脓腐排净后，拆除拖线，外用棉垫加压固定，促进管腔内黏合痊愈。拖线一般保留2～3周，肛门部瘘管在10～14天，乳房部瘘管拖线时间可稍长一些。

（三）适应证

适用于各种复杂性瘘管或脓肿疾病，如肛痈（肛管直肠周围脓肿）、漏疮（复杂性肛瘘）、鹳口疽（藏毛窦）、粉刺性乳痈（浆细胞性乳腺炎）、难治性窦瘘疾病等。

（四）注意事项

1. 拖线切口，应注意低位引流并使拖线穿过整个脓腔、窦道或瘘管。

2. 剪除拖线不宜过早或过晚，等到管壁化脱，坏死组织和分泌物引流干净通畅，新生肉芽开始暴露，即可剪除拖线。

3. 每日换药时，需清洁创口周围皮肤及拖线周围的脓腐，防止脓腐干结而影响引流的通畅。

4. 治疗期间出现不明原因发热，或创口周围出现皮疹、瘙痒，应考虑药物过敏可能，立即剪除拖线，生理盐水冲洗窦道、瘘管，局部过敏者，予以药膏外涂，如全身皮疹伴发热，则予以抗过敏对症治疗。

（五）禁忌证

对于有多层较大脓腔的窦道、瘘管，仍需以切开扩创为主，拖线疗法为辅助手段。

［薛倩一］

药线引流法

药线引流法即使用药线引流，促使脓液向外排出的疗法。药线俗称纸捻或药捻，清代王士雄《观砚录》中就有"以纸捻入药于疮孔"治疗"患乳肿如悬瓠，溃处日流水"的病例记载。

（一）作用机理

药线引流是借着药物及物理作用，插入溃疡疮孔中，使脓水外流；同时利用药线之线形，能使坏死组织附着于药线而使之外出。此外，尚能探查脓肿的深浅，以及有否死骨的存在。探查有否死骨也是利用药线绞形之螺纹，如触及粗糙骨质者，则为疮疡已损骨无疑。

（二）操作方法

药线大多采用桑皮纸，也可应用丝棉纸或拷贝纸等。按临床实际需要，将纸裁成宽窄长短适度，搓成大小长短不同线形药线备用。药线的类别有外粘药物及内裹药物两类，目前临床上以应用外粘药物制成药线为多，内裹药物是将有腐蚀化管作用的药物预先放在纸内，裹好搓成线状备用。使用时应注意：药线插入疮口中，应留一小部分在疮口之外，并将留出的药线末端向疮口侧方向下折放，再以膏药或油膏盖贴固定。

（三）适应证

适用于脓腔过深过小，或有袋脓，脓液不易排出者，常见于疖（皮肤脓肿）、瘰疬（淋巴结核）、颈痈（颈部急性化脓性淋巴结炎）、有头疽（肌肉软组织急性化脓性感染）、锁喉痈（口底部急性蜂窝织炎）、臀痈（臀部急性蜂窝织炎）、粉刺性乳痈（浆细胞性乳腺炎、肉芽肿性乳腺炎）、乳痈（急性乳腺炎）、乳痨（乳腺结核）、乳漏（乳房部窦道、乳头瘘）、漏疮（肛瘘）、肛痈（肛周脓肿）等形成疮面、窦道、瘘管者。

（四）注意事项

1. 药线插入疮口内引流时，应注意留出一小部分在疮口外，再予以膏药或敷料固定，以防药线滑入窦道无法取出。

2. 如脓水已尽，不适宜使用药线引流，否则影响收口时间。

3. 对于瘰疬之溃疡，在进行引流之前，需先用刮匙将疮面及窦道壁上附着的干酪样坏死物质尽量刮除。

4. 如用药后患者出现疮口周围皮肤红肿、瘙痒或全身皮疹、高热，则考虑为药物过敏，应立即抽出药线，予以生理盐水冲洗，并抗过敏对症处理。

（五）禁忌证

1. 药线引流所用药物具有腐蚀化管的作用，婴幼儿、孕妇、哺乳期妇女、年老体弱者禁用。

2. 对所用药物过敏者禁用。

3. 对于通往胸腔、腹腔的窦道禁用。

4. 因所用药物具有毒性、腐蚀性，故颜面部窦道、疮面慎用。

［薛倩一］

结扎法

结扎法又称缠扎法，是将线缠扎于病变部位与正常皮肉分界处，利用线的紧力结扎，促使结扎上部的病变组织失去营养而致逐渐坏死脱落，从而达到治疗目的的一种治疗方法。对较大脉络断裂而引起活动性出血，利用本法结扎血管，也可以制止出血。目前多采用较粗的普通丝线或医用缝合线进行结扎。

(一) 作用机理

通过结扎,促使病变部位经络阻塞、气血不通,结扎远端的病变组织失去营养而致逐渐坏死脱落。

(二) 操作方法

凡头大蒂小的赘疣、痔核等,可在根部以双套结扣住扎紧;凡头小蒂大的痔核,可以缝针贯穿它的根部,再用"8"字式结扎法,或"回"字式结扎法两线交叉扎紧;如截除脱疽坏死的趾、指,可在其上端预先用丝线缠绕十余圈,渐渐紧扎;如脉络断裂,可先找到断裂的络头,再用缝针引线贯穿出血底部,然后系紧打结。

(三) 适应证

适用于赘疣(病毒疣),痔(痔疮)、瘤(浅表肿瘤),息肉等病,以及脉络断裂出血(血管断裂出血)。

(四) 注意事项

1. 结扎部位要准确,结扎组织过多可扎住正常皮肉,过少则术后留存部分未坏死脱落的病变组织。

2. 扎线要扎紧,否则不能达到完全脱落的目的。

3. 扎线后一般1~2周病变部位可坏死脱落,若病变组织干枯而扎线未脱者,应待其自然脱落,不要硬拉,以防出血。

4. 如内痔用缝针穿线,不可穿过患处的肌层,以免化脓。

(五) 禁忌证

癌肿、血瘤禁用此法。

[傅良杰]

提脓祛腐法

提脓祛腐法指在疮疡早期,即溃疡期,用具有提脓祛腐作用的中药药膏或掺药外用,促进局部已坏死组织液化成脓排出,加速腐肉脱落的治疗方法。提脓祛腐法古称追蚀法。古代医家"畏用刀针"的现象较为普遍，多用提脓祛腐药物外用代替手术清创（如切开），由此使药物清创的方法得以广泛应用。"提脓祛腐"既是一种治疗方法，也是体表溃疡外治法中的一个重要指导原则。现存最早的中医外科专著《刘涓子鬼遗方·针烙宜不宜》篇中首次较为明确提出了"提脓祛腐"的概念、方法及适应证，"痈疽发背，……用诸般药贴取脓无滴，当用水银角出脓毒，然后别用药饵"，并载有"抽脓散"等提脓祛腐的方药。

（一）作用机理

《内经》"热盛肉腐则为脓"的观点与现代医学认为脓液是细菌感染产物的认识相类似。此阶段的脓液或为黄稠污浊或为稀薄臭秽，多为坏死组织液化所产生，脓液中含有较多的炎症细胞及大量的坏死组织，脓液培养可有致病菌生长。此时应使用"提脓祛腐"法，不仅可以起到解毒、消肿的作用，而且可以使创面坏死组织溶解，利于引流，防止炎症的进一步发展。"提脓祛腐"法是一种湿润的药物清创法，与西医学近来发展起来的"酶学清创"在方法与效果上相似。酶学清创可以降解变性蛋白，有效清除坏死组织，参与创面炎症的调节过程，促进肉芽组织形成和上皮生长，加速创面愈合，而胶原酶可以降解异常增值胶原，减少瘢痕增生的发生率。提脓祛腐法也有类似的功效，两者虽源于不同医学，但却殊途同归。

（二）操作方法

清创后，取药粉适量，直接掺于疮面上，或制成药捻，插入疮口内，注意避开重要血管及神经，同时要让药粉充分与病变组织接触，清洁疮面周围皮肤组织，表面覆盖无菌纱布，胶带固定。隔日更换一次，如渗出脓液较多，渗透表面敷料，则随时更换敷料，保持疮周皮肤清洁，避免污染衣物。

（三）适应证

适用于溃疡初期，脓栓未脱，腐肉未脱，或溃疡日久，脓水不尽，新肉未生的阶段。见于疖（皮肤脓肿）、锁喉痈（口底部急性蜂窝织炎）、瘰疬（淋巴结核）、有头疽（肌肉软组织急性化脓性感染）、流注（肌肉深部脓肿）、褥疮（压力性损伤）、乳痨（乳腺结核）、乳漏（乳房部窦道、乳头瘘）、臁疮（下肢慢性溃疡）、脱疽（糖尿病性足病）、流痰（骨与关节结核）、漏疮（肛瘘）等疾病。

（四）注意事项

1. 临床使用时，若疮口大者，可掺于疮口上；疮口小者，可粘附在药线上插入。

2. "腐不去则肌难生"，去腐务必彻底。

3. 坚守"中病即止"的原则，该类药物腐蚀作用力强，换药时，密切关注腐肉、脓液及窦瘘情况，如发现腐肉脱落、脓水已尽、窦瘘已化，即刻停用。

4. 如换药期间出现不明原因发热，或疮周出现皮疹、瘙痒，应考虑药物过敏可能，立即取出药物，并生理盐水冲洗，局部过敏者，予以药膏外涂，如全身皮疹伴发热，则予以抗过敏对症治疗。

（五）禁忌证

1. 对外用药物过敏者禁用。

2. 对眼、唇部附近病灶，应慎用，以免损害容貌。

3. 大血管附近慎用，以免腐蚀血管，引起大出血。

4. 重要神经旁慎用，以免腐蚀神经，引起功能障碍。

5. 婴幼儿、孕妇、哺乳期产妇禁用。

6. 高热、年老体弱者慎用。

［薛倩一］

生肌收口法

生肌收口法是指运用生肌长肉的药物掺于疮面，促使创面快速愈合的方法。临床上，提脓祛腐法和生肌收口法常配合使用。《备急千金要方》曰："夫痈坏后，有恶肉者，宜猪蹄汤洗去秽，次缚肉膏散。恶肉去后，敷生肌散，及摩四边，令好肉速生"，认为痈疽治疗先祛腐才能生肌。《医学入门》曰:"创口不敛,由于肌肉不生;肌肉不生,由于腐肉不去",意即腐肉未脱,新肉不长,则久不收口。

(一) 作用机理

促进疮面肉芽组织及血管生长,加速愈合,主要是通过促进成纤维细胞增长,提高创面纤维结合蛋白质含量增加,有助于创面生长因子产生及调控溃疡局部细胞的凋亡等发挥作用。

(二) 操作方法

待疮面坏死组织脱落、肉芽新鲜后,取收敛生肌类药物适量,或撒、或涂抹、或覆盖于疮面,或附着于药线塞入窦道内,清洁疮面周围皮肤组织,表面覆盖无菌纱布,胶带固定。隔日更换一次。

(三) 适应证

适用于腐肉已脱、脓水将尽、肉芽组织生长缓慢之疮面。见于:疖(皮肤脓肿)、锁喉痈(口底部急性蜂窝织炎)、瘰疬(淋巴结核)、有头疽(肌肉软组织急性化脓性感染)、流注(肌肉深部脓肿)、褥疮(压力性损伤)、乳痨(乳腺结核)、乳漏(乳房部窦道、乳头瘘)、臁疮(下肢慢性溃疡)、脱疽(糖尿病性足病)、流痰(骨与关节结核)、漏疮(肛瘘)等疾病。

(四) 注意事项

1. 若疮面脓毒未清,腐肉未尽,不宜过早使用,否则有闭门留寇之嫌。

2. 如运用生肌收口法药物后仍久不收敛,须检查疮周是否肿胀,挤压疮口周围是否有分泌物溢出,当考虑是否有潜在的窦瘘未处理干净。

3. 如病程日久,疮口难敛,肉芽色淡,生长缓慢,可用补益中药内服。

4. 如换药期间出现不明原因发热,或疮周出现皮疹、瘙痒,应考虑药物过敏可能,立即取出药物,并生理盐水冲洗,局部过敏者,予以药膏外涂,如全身皮疹伴发热,则予以抗过敏对症治疗。

(五) 禁忌证

1. 对外用药物过敏者禁用。

2. 婴幼儿、孕妇、哺乳期产妇慎用。

3. 口唇周围慎用，防止误食。

[薛倩一]

中药灌注疗法

中药灌注疗法是将中药（水剂或油剂）注入窦腔的治疗方法。灌注药物大致可以分为两种：一种以清热解毒消肿药物为主；一种以养血活血生肌药物为主。中药灌注法则可以利用其液体的流动性起到携药物达病所的作用，亦是药捻法、挂线法的传承与发展。

（一）作用机理

中药灌注疗法利用液体的流动性起到携药物达病所的作用，可将药物直接作用于病灶，并将药效成分快速扩散于病变组织，达到疏通窦道或者病腔内坏死分泌物而去除病因的目的。中药灌注法增加了中药与患处的接触次数，也增大了接触面积，加速受损黏膜或创面的愈合和修复，加速缓解临床症状。

（二）操作方法

1. 以灌注口或者窦道口为中心，进行消毒铺单。

2. 将灌注管轻柔缓慢的插入病腔或者窦道内，然后将中药药液缓慢灌入病腔或者窦道内。

3. 灌注治疗结束，灌注口或者窦道口予以消毒，清除皮肤表面残留药液。

（三）适应证

适用于各种窦瘘（复杂性窦道和瘘管）、漏疮（肛瘘）、粉刺性乳痈（浆细胞性乳腺炎、肉芽肿性乳腺炎）、乳痈（急性化脓性乳腺炎）、胆瘘（胆囊术后窦道）等。

（四）注意事项

1. 插入灌注管前应与患者解释沟通，详细认真讲解操作目的及过程，缓解患者紧张情绪。

2. 操作要轻柔，注意插入的方向、深度，遇到阻力或患者有明显疼痛时应立即停止，以免穿破病腔壁。

3. 治疗期间密切观察患者局部和全身情况，是否出现不良反应，根据病情严重程度，采取相应处理措施。

（五）禁忌证

1. 急腹症、消化道出血、妊娠、严重心、脑血管疾病等禁用。

2. 肛门、直肠、结肠等术后及大便失禁者禁用。

［傅良杰］

其他外治法

中药保留灌肠法

中药保留灌肠法是将中药汤剂自肛门灌入，保留在直肠或结肠内，通过肠黏膜吸收，达到治疗疾病的目的。中药灌肠法历史悠久，早在汉代张仲景《伤寒论》中即载有："阳明病，自汗出，若发汗，小便自利者，此为津液内竭，虽硬不可攻之，当须自欲大便，宜蜜煎导而通之。"灌肠法不仅是为了单纯通便，亦是祛邪外出的重要途径之一，是口服以外的另一种给药方法，能清除体内堆积的废物。

（一）作用机理

祖国医学认为，肺与大肠相表里，直肠吸收药物后，通过经脉上输于肺，再通过肺的宣发作用输布全身，从而达到治疗的目的。现代医学认为：直肠黏膜血液循环丰富，吸收能力强，药物通过直肠吸收后，一是通过直肠中静脉、下静脉和肛管静脉，绕过肝脏直接进入大循环，既防止和减少药物在肝脏中发生变化，又避免了胃和小肠对药物的影响；二是通过直肠上静脉，经门静脉进入肝脏代谢后，再循环至全身；三是通过直肠淋巴系统吸收后，通过乳糜池、胸导管进入血液循环。

（二）操作方法

1. 备齐用物，携至患者床旁，向患者解释清楚，以取得合作。

2. 嘱患者排空大小便。

3. 取左侧卧位，双膝屈曲，裤脱至膝部，臀部移至床沿，垫橡胶单与治疗巾于臀下，垫小枕于橡胶单下，以抬高臀部 10 cm。

3. 检测药液温度，抽吸药液，连接肛管、排气、润滑肛管前端，反折肛管，左手分开臀部，显露肛门，右手轻轻插肛管入肛门内 15 cm 左右。

4. 抬高注洗器，液面不超过 30 cm，放松肛管，让药液缓缓流入，注入时间宜在 15～20 分钟内。

5. 药液滴完后，拔出肛管置弯盘内。

6. 用卫生纸轻柔肛门片刻，患者抬高臀部，待 10～15 分钟后取出小枕、橡胶单和治疗巾，嘱患者静卧 1 小时以上。

（三）适应证

1. 肛肠科疾病：脾约（习惯性便秘）、大瘕泄（溃疡性结肠炎）、肠毒（直肠炎）、肠痹（麻痹性肠梗阻）、脏毒（肛窦炎）等。

2. 妇科疾病：腹痛（盆腔炎、输卵管炎、子宫内膜炎）、癥瘕（盆腔肿瘤、子宫肌瘤）、不孕症、痛经、妇科手术后粘连、产后腹痛等。

3. 其他：关格（慢性肾功能不全）。

（四）注意事项

1. 操作前嘱患者排空大便，必要时行医嘱先行清洁灌肠。

2. 药温应保持在 37 ℃左右，过低可使肠蠕动加强，腹痛加剧，过高则引起肠黏膜烫伤或肛管扩张，产生强烈便意，致使药液在肠道内停留时间短，吸收少。

3. 中药保留灌肠后，患者大便次数增加，需注意对肛周皮肤的观察及保护。

（五）禁忌证

1. 肛门、直肠和结肠术后或大便失禁病人禁用。

2. 下消化道出血、妊娠妇女禁用。

3. 急腹症、糜烂性肠梗阻、肛管黏膜炎症、严重内痔、有活动性出血者禁用。

4. 严重心衰、恶性高血压患者禁用。

［刘德佩］

内痔硬化剂注射法

内痔硬化剂注射法是中医枯痔疗法进一步的发展和完善，其理念源于中医传统的局部药物治疗思想。早在宋代的《太平圣惠方》中就有关于枯痔疗法的记载，在医学前辈不断的探索中，枯痔疗法在药物配方、操作规范和安全性方面有了很大的改进。在近现代，受到西方医学的影响，同时结合中医枯痔理论和实践经验，逐渐形成了具有特色的硬化剂注射疗法。即将原有枯痔药物组方进行配伍优化，参照一系列现代药学制备工艺，制作成注射剂，在肛门镜下注射到内痔部位黏膜下，经过理化刺激，使黏膜产生无菌性炎症，起到对痔核的硬化、萎缩的治疗目的。

（一）作用机理

1. 炎症反应：硬化剂注射到痔核内会引起局部的无菌性炎症反应。炎症刺激导致痔核内的纤维组织增生，使痔核变硬、缩小。

2. 血管闭塞：硬化剂可以损伤痔核内的血管内皮细胞，促使血栓形成，进而阻塞血管，减少痔核的血液供应。

3. 纤维组织增生：炎症反应和血管闭塞会进一步刺激成纤维细胞的增生，产生大量的胶原纤维，使痔核纤维化，增强痔核的固定和支撑作用，减少脱垂的发生。

4. 痔核萎缩：由于血液供应减少和纤维组织增生，痔核逐渐萎缩，体积变小，从而缓解痔的症状，如出血、脱出等。

（二）操作方法

1. 患者需要清洁肠道，可采用灌肠等方式。

2. 准备好注射的硬化剂（消痔灵注射液、芍倍注射液等），具体选择的药物浓度及药物剂量，需结合肠腔黏膜松弛程度及痔核大小、个数、出血严重程度等决定。

3. 患者采用侧卧位、膝胸位或截石位。

4. 对肛门周围皮肤及肛管进行严格消毒。可以选择局部浸润麻醉或不需要麻醉，具体取决于患者的耐受情况和医生的判断。

5. 通过肛门镜暴露痔核，将注射针头刺入痔核黏膜下层，回抽无血后从痔核的上缘开始注射，边退边打，以保证药液充分均匀。注射顺序应从小痔核到大痔核依次注射，以痔核充盈饱满，黏膜表面颜色由红色转为苍白饱满为度。注射的剂量根据痔核的大小和类型而定，一般每个痔核的注射量不超过2～5 mL。注射时应注意避免注入肌层或肛管皮肤下，以免引起疼痛、坏死等并发症。依次对需要治疗的痔核进行注射。

（三）适应证

适用于Ⅰ～Ⅲ期内痔。

（四）注意事项

1. 严格掌握适应证和禁忌证。

2. 注射时要注意注射部位和深度，避免损伤周围组织。

3. 硬化剂的用量要适当，避免过量注射。

4. 术后密切观察，如有异常及时处理。

（五）禁忌证

1. 内痔嵌顿伴水肿、血栓形成期禁用。

2. 合并肛瘘、肛裂、肛窦炎等肛门直肠疾病且处于急性发作期禁用。

3. 伴有全身性感染性疾病：如败血症等禁用。

4. 患有严重的慢性疾病：如严重的心脑血管疾病、凝血功能障碍、肝肾功能不全、糖尿病控制不佳者禁用。

5. 孕妇及哺乳期妇女禁用。

6. 对硬化剂过敏者禁用。

7. 直肠肛管有恶变倾向或已确诊为直肠癌等恶性肿瘤者禁用。

［王元钊］

内痔结扎疗法

内痔结扎疗法是通过结扎内痔的根部，阻断内痔的血液供应，使内痔缺血、坏死、脱落，从而达到治疗内痔的一种微创疗法。该疗法具有悠久的历史，内痔结扎疗法最早记载见于长沙马王堆汉墓出土的《五十二病方》，书中有"牡痔居窍旁，大者如枣，扎以小绳，刻以刀"的描述，这是关于结扎法治疗痔疾的早期记载。元代危亦林的《世医得效方》中记载："用川白芷煮白作线，快手紧结痔上，微痛不妨，其痔自然干萎而落，七日后安"。明代《太平圣惠方》中记载："用蜘蛛丝，缠系痔鼠乳头，不觉自落"。近年来，内痔结扎疗法在传统方法的基础上，结合了现代医学的理念和技术，手术器械更加先进，操作更加规范，同时也更加注重术后的护理和康复。该法具有疗效确切、操作相对简单等优点。

（一）作用机理

内痔结扎疗法通过结扎内痔的根部，阻断内痔的血液供应，使内痔缺血、坏死、脱落，从而达到治疗的目的。

（二）操作方法

1. 患者一般采取侧卧位或截石位，消毒铺巾，进行局部麻醉。亦可行骶管麻醉或全身麻醉。

2. 医生使用肛门镜等器械暴露内痔，用弯钳夹持内痔基底部，紧贴钳下以丝线结扎，同时松开弯钳，或以自动套扎器行内痔套扎。

3. 术后患者需要注意休息、保持大便通畅、进行局部护理等。

（三）适应证

1. 各期内痔：尤其是Ⅱ、Ⅲ期内痔效果较好。

2. 混合痔的内痔部分：当混合痔以内痔表现为主时，可考虑内痔结扎疗法。

（四）注意事项

1. 术后饮食要清淡，避免辛辣刺激性食物，多吃蔬菜水果，保持大便通畅。

2. 注意肛门局部卫生，便后可用温水清洗。

3. 遵医嘱按时服药、换药，定期复查。

（五）禁忌证

1. 严重的全身性疾病如严重心脑血管疾病、肝肾功能不全、凝血功能障碍等患者不宜采用该疗法；糖尿病患者血糖控制不佳时也应谨慎使用。

2. 肛周急性炎症期，如肛周脓肿、肛瘘急性发作等，此时进行内痔结扎可能导致炎症扩散，加重病情，不宜使用此法。

3. 妊娠妇女一般不宜进行内痔结扎，以免对胎儿产生不良影响。

［王元钊］

中医脐疗疗法

脐疗是指将药物做成适当的剂型（如糊、散、丸、膏等）敷于脐部，或在脐部给予某些物理刺激（如艾灸、针刺、热熨、拔罐等），以疏经通络、行气活血，进而调节人体阴阳与脏腑功能，用以防治疾病的一种中医特色外治疗法。脐疗的历史源远流长，早在《史记》中就有殷商时期彭祖蒸脐和太乙真人熏脐法防治疾病的记载；我国现存最早医学书籍《五十二病方》中记载有肚脐填药、敷药、涂药等疗法。随着时代的发展，《黄帝内经》《针灸甲乙经》《肘后备急方》《千金要方》《太平圣惠方》等文献中详细记载了脐疗的多种应用。明清时期，脐疗已形成一套完整的理论体系和临床实践。脐疗操作简单，安全性高，临床上应用广泛。

（一）作用机理

脐疗的作用机理主要基于中医的经络学说和脏腑理论。脐为"神阙穴"，通过奇经八脉沟通上下内外诸经和五脏六腑，调节气血，疏通经络，促进脏腑功能，调和阴阳，以防治疾病。药物通过脐部进入人体，通过经络气血流注，脏腑输布，直达病所，起到行气活血、调和阴阳、祛邪扶正的治疗作用；刺激脐部可以通过督、任、冲、带通达全身经络，联系五脏六腑，从而可以调节全身阴阳气血的平衡，达到预防或治疗疾病的目的。药物或局部刺激等，促使局部血管扩张，加快血液循环，改善局部周围组织营养。

（二）操作方法

脐疗的方法主要包括中药敷脐、脐灸、脐部拔罐、脐部按摩、脐针等。

1. 中药敷脐

（1）根据病情选定并制备合适的药物，将药物研细末，或制作成散剂、膏剂。如果是新鲜药物，可以直接捣成泥状。

（2）清洁双手及脐部。

（3）将配制好的药粉或药膏均匀置入脐中，厚度适中，然后用医用胶布或纱布覆盖固定。

（4）敷药后询问患者有无不适，观察局部有无过敏反应，敷药时间不宜过长。

（5）根据病情，定期更换药物。

2. 脐灸

（1）制备好大小合适的艾炷、姜片，适量食盐。

（2）取合适体位，腹部裸露，双膝弯曲或自然放松。

（3）将干燥的食盐填敷于脐部，或于盐上再置一薄姜片，上置艾炷，点燃尖端使其自燃，燃尽后易炷再灸，以感温热而不疼痛为度，连续施灸3~9壮。

（4）施灸过程中询问患者有无不适，避免烫伤。

（5）灸毕清除艾灰，清洁局部皮肤，注意保暖。

3. 脐部拔罐：

（1）清洁双手，消毒罐具。

（2）取合适体位，腹部裸露，双膝弯曲或自然放松。

（3）选取大小合适的罐具，用止血钳或镊子等夹住95%乙醇棉球，一手握罐体，罐口朝下，将棉球点燃后立即伸入罐内摇晃数圈随即退出，速将罐扣于脐部，留罐5~10分钟。

（4）拔罐过程中询问患者有无不适。

4. 脐部按摩

（1）清洁双手及脐部。

（2）排空小便后，取合适体位，腹部裸露，双膝弯曲或自然放松。

（3）选用合适按摩手法如揉法、摩法、按法等，力度适中，动作连贯，节奏稳定，每次按摩可持续5～30分钟。

5. 脐针

（1）清洁消毒双手、脐部。

（2）排空小便后，取合适体位，腹部裸露，双膝弯曲或自然放松。

（3）选取用1寸的毫针，以脐为中心，做放射性向脐壁横刺，一般深度为2.5～25 mm，留针10～20分钟。对于急性疼痛性疾病，可采用间断性强刺激，痛止即拔，不留针。

（4）施针过程中询问患者有无不适，拔针后无菌棉签按压针孔，防止出血。

（三）适应证

脐疗适用于多种疾病和症状，包括但不限于：

1. 内科疾病：感冒（上呼吸道感染）、咳嗽（支气管炎）、哮病（支气管哮喘）、鼻鼽（过敏性鼻炎）、呃逆（膈肌痉挛症）、胃痛（急慢性胃炎）、痞满（胃炎）、腹痛（急慢性胃肠炎）、脾约（习惯性便秘）、泄泻（肠炎）、呕吐（胃炎）、厌食（神经性厌食）、疳证（营养不良）、鼓胀（肝硬化腹水）、癃闭（尿潴留）、慢性肾衰竭、消渴（糖尿病）、中风（脑卒中）、不寐（失眠）等。

2. 妇科疾病：痛经、月经不调、闭经、带下病（阴道炎）、妊娠呕吐、胎漏、胎动不安、滑胎（先兆流产）、产后腹痛、产后盗汗、产后恶露不绝、产后小便不通、不孕症、癥瘕（子宫腺肌病）、盆腔炎性疾病等。

3. 外科疾病：胁痛（胆石症）、乳癖（乳腺增生）、肉瘿（甲状腺结节）等。

4. 其他：瘾疹（荨麻疹）、带状疱疹（蛇串疮）、精浊（慢性前列腺炎）、精癃（前列腺增生）、早泄、疲劳综合征等。

（四）注意事项

1. 选择整洁、安静、温暖的环境，避免在寒冷或潮湿的条件下进行。

2. 保证脐部及操作用具清洁，避免感染。

3. 脐疗的时间适度，如敷脐后出现皮痒或疼痛不适则应暂停治疗。

（五）禁忌证

1. 未明确病因的急性腹痛禁用。

2. 脐部有伤口或感染的情况下禁用。

3. 孕妇禁用。

4. 药物过敏者禁用。

5. 重大疾病如癌症、严重心血管疾病等患者需谨慎使用，并在专业医师指导下进行。

［葛任洁］

耳内吹粉疗法

耳内吹粉疗法，又称药末吹耳疗法、药末喷耳疗法，就是用管状的物品，将极细的药粉吹布于耳道内外等患处，是用来治疗耳部疾病的传统中医外治疗法。耳内吹粉疗法历史悠久，渊远流长，最早流传于民间，唐代名医大家孙思邈在《备急千金要方》中，治疗耳病时广泛地采用药物外治，提出了吹耳法。清代吴尚先所编著《理瀹骈文》中，记录了数首吹耳方。该治疗方法具有起效迅速，不良反应少，易于操作等优点，对外耳及中耳炎有一定的效果。

（一）作用机理

耳内吹粉疗法采用的是一种器械结合药物的方法。首先，耳内吹药所用中药被研成极细粉末，药物表面积增大，利于皮肤渗入和黏膜吸收；其次，采用器材辅助，多选用特殊吹药器或者小竹管、细纸卷等管状的器材，将粉状药物吹送到难以到达的疾患部位，浸渍表面，直达病所，可以迅速发挥治疗作用，药物粉末刺激，引起局部充血，从而促进血液循环，加速炎症消退。因所用吹耳药物不同，故分别具有清热解毒、消肿止痛、清热利湿，疏风止痒等作用。

（二）操作方法

1. 准备配伍好的药材，研制成干燥极细的粉末，放入干燥的药瓶中备用。

2. 医生清洁手部，避免将细菌或污染物引入耳朵，降低感染的风险。

3. 患者保持放松，采用坐位或者侧卧位，并使患耳微向上，利于医生操作。医生轻拉患者耳郭，使耳道充分暴露，观察耳道的状况，排除禁忌证。清洗耳道，以温水清洗外耳道，以消毒棉签吸净耳内分泌物，如发现耳内分泌物黏稠，难以擦净，可以用生理盐水或者3％过氧化氢（双氧水）清洗。

4. 医者手持喷药器，在喷药器细的一端，放上少许的药粉，沿耳道轻轻插入，直至患处，用手指按压喷药器鼓状的一端，产生一股气流，直接喷洒药粉于患处。如果无喷粉器，也可以用其他细管状器材代替，如细纸卷、小竹管、细芦管等，可以在一端放药末，插入耳道，用口从另一端吹出，药末也能喷洒在患处，达到和喷药器一样的效果。根据病情，可每日喷药1～2次。

5. 治疗后让患者保持原有的体位片刻（患耳在上部），使药物充分接触患处，保证疗效。

（三）适应证

脓耳（化脓性中耳乳突炎）、耳疮（急慢性外耳道炎）、旋耳疮（外耳道湿疹或耳后间擦性湿疹）等。

（四）注意事项

1. 药粉要保持干燥，避免受潮。

2. 术者动作宜轻柔迅速，忌粗暴，喷洒药粉要均匀，要覆盖整个病变部位。

3. 吹药前，清洗耳道后，要拭干后再吹药，避免药物受潮后堆积，难以清洗，不利于脓液及分泌物排出。

4. 耳内吹药时，药粉量不宜过多，避免药粉堆积于耳道，妨碍引流。

（五）禁忌证

1. 化脓性中耳炎者，如耳内脓液过多，不宜使用。

2. 鼓膜穿孔小者也不宜用。

3. 对所选药物过敏者，禁用此法。

4. 孕妇、哺乳期妇女、儿童等特殊人群，需谨慎使用。

［周瑞俊］

割治疗法

割治疗法又称割脂疗法，是指在人体一定的穴位或部位，用小刀片割开皮肤，取出皮下少量脂肪组织或少量出血等而达到治疗疾病的一种外治方法。广义的割治疗法也包括划割局部皮肤渗血后外敷药物进行治疗的方法。割治疗法是在古代砭刺、刺络放血的基础上发展而来的，是我国传统医学的一个组成部分，在中国民间流传已久。《山海经》曾经记载用砭石刺法治疗痈疽之类的外科疾病。《素问·通评虚实论》记载："所谓少针石者，非痈疽之谓也，痈疽不得顷时回"，原文意为砭石可治痈疽。《灵枢·痈疽》中记载："发于膝，名曰疵痈。其状大，痈色不变，寒热，如坚石。勿石，石之者死。须其柔，乃石之者，生。"此段描述意为用砭石划割柔软的皮肤，排脓泻毒来治疗痈病。至20世纪60～70年代，改用手术刀施术并不断发展至今。此疗法操作简捷、经济实惠，经过数千年流传，不断发展演化，目前已广泛应用于临床。

（一）作用机理

关于割治疗法的机制目前大多认为是基于经络腧穴理论。割治疗法通过刺激穴位，割除皮下脂肪组织或放出血液，减轻或消除瘀滞，疏通经络、活血散瘀，推动气血正常运行。另一方面通过对穴位及局部组织的物理刺激，经皮肤的外周感受器传入到中枢神经系统，调节中枢的兴奋性，强化其对神经、体液的调节，增加组织供氧量，促进机体代谢平衡，增强免疫力，逐步恢复脏腑功能。

（二）操作方法

1. 根据临床需求确定不同穴位或部位，施术部位常规消毒、局部麻醉。

2. 持小尖头手术刀向皮下快速垂直刺入，划割切口长约 0.4～1 cm，深约 0.2～0.5 cm，反复刮、挤或挑出少量皮下脂肪并去除。注意割治时不宜过深，避免伤及深部血管或神经。

3. 按压片刻至出血停止，切口较大者可敷料、包扎，三日后解除包扎。

4. 割治频率、每次割治切口数量根据患者病症、年龄、耐受程度灵活调整。

（三）适应证

1. 消化系统疾病：胃脘痛（慢性胃炎、胃溃疡、十二指肠溃疡）、久泄（慢性肠炎）、小儿疳积等。

2. 呼吸系统疾病：肺胀（慢性阻塞性肺病）、哮病（支气管哮喘）、肺痨（肺结核）等。

3. 神经系统疾病：神经衰弱、偏头痛（血管神经性头痛）等。

4. 生殖系统疾病：阳痿（勃起功能障碍）、不孕等。

5. 其他：瘰疬（颈淋巴结核）、乳癖（乳腺增生症）、筋瘤（下肢静脉曲张）、白疕（银屑病）等。

（四）注意事项

1. 患者如过度劳累、饥饿时应暂缓治疗。

2. 操作过程中如患者出现头晕恶心、面色苍白、出汗等症状，应暂停操作，嘱患者平卧位休息，待症状消失后再结合其情绪、体征判断是否继续进行操作。

3. 操作时应严格执行无菌操作,术后伤口保持清洁,三日内不接触水,以防感染。

4. 局麻药注射时不宜过深,以免影响疗效。

5. 割治治疗后部分患者会出现疲乏、周身不适、食欲改变等症状,一般无需特殊处理,数天后症状可自行缓解。

(五)禁忌证

1. 高热患者禁用。

2. 危重症及严重衰弱状态患者禁用。

3. 有严重心、脑血管疾病病史的患者禁用。

4. 有出血倾向的患者禁用。

5. 施术局部皮肤水肿、感染的患者禁用。

[严星]

下 篇

江苏地方特色外治法

徐氏泄毒生新外治法

徐氏泄毒生新法是将泄毒祛腐和生新收口同时进行，将药物直接敷于创面，使创面的腐烂坏死组织脱落，利于引流脓液，排出脓毒，加速组织生新，从而促进创面愈合的一种外治法。历史传承中亦被称为"祛腐生肌"、"祛腐收口"。

徐氏外科初代传人徐学模提出"以毒制毒，以治恶疮"，自炼外敷丹药，治疗鼠瘘顽疾。第二代传人徐学春认为，破溃难愈之创面，盖因邪毒侵袭，气血凝滞，腐肉郁结，气血难以化生。后续传人参照明代陈实功《外科正宗》所述"……当外治引流吸脓以泄毒外出为第一"之要义，首次提出"泄毒生新外治法"，并研制相应外用药物（复方五凤草液），应用于慢性难愈性创面的治疗。

该法有简、便、验、廉、捷的特点，是祛腐生肌、敛疮收口的一种简便有效且应用广泛的治疗方法。

（一）作用机理

徐氏泄毒生新外治法将外用药物（复方五凤草液）作用于创面，泄毒祛腐和生肌化新同时进行。"泄毒"指祛毒化腐，散结消肿，结散气通则逼毒外泄，使得创面腐肉得出；"生新"指敛疮生肌，促进创面气血津液流通，加速新组织的生长。泄毒有利于生新，腐肉去则新肉生；生新有助于祛毒外出，正气充则腐肉得除。两者并用，脓液尽除，瘀血溃散，血运有常，孔窍润泽，肌腠渐生，创面乃复，疾病自愈。现有研究发现，该外用中药可通过抑制 M1 型巨噬细胞过表达，促进 M2 型巨噬细胞极化，调控创面炎性免疫微环境平衡，发挥"泄毒生新"作用。

（二）操作方法

1. 充分暴露治疗部位，体位以患者舒适、医师便于操作为宜，揭除胶布、敷料，用干棉球拭净创面周围脓污。

2. 评估创面腐肉、渗液、新生肉芽及创面周围情况等。

3. 用75%的乙醇棉球或碘伏由创面周围向创面边缘画圈消毒皮肤。

4. 去除伤口内引流物。

5. 以盐水棉球轻轻擦拭创面脓性分泌物。

6. 选择合适大小的器械如镊子、无菌剪、血管钳、刮匙轻轻清除坏死肉芽组织。

7. 根据创面局部脓、腐、肌及创面周围情况，选择适宜浓度的药液。

8. 根据创面面积，剪取合适大小的无菌棉片，浸以药液外敷；如窦道细长迂曲，也可将药液以注射器注入，干棉球外盖；如空腔大、渗出量多，可结合负压滴灌冲洗。

9. 根据创面渗出及肉芽生长状况，隔日或每日换药1次。

（三）适应证

各类慢性难愈性创面：压力性损伤、静脉性溃疡、结核性皮肤溃疡、糖尿病足溃疡、动脉缺血性溃疡、术后切口不愈、先天性瘘管性疾患等。

（四）注意事项

1. 消毒时应由清洁区向污染区消毒。

2. 清除腐肉时不可将坏死物硬性修剪或夹除，以见到新鲜创面为度。

3. 根据创面愈合程度选择合适的药物浓度及用量。

4. 换药时需判断有无隐匿病灶，以防假性愈合。

5. 创面脓性分泌物培养，结合药敏结果合理使用抗生素。

6. 长期不愈合的创面有癌变风险，必要时及时取样病检。

（五）禁忌证

1. 本法仅适用于皮肤浅表创面。

2. 孕妇禁用。

[黄子慧]

通针疗法

通针疗法是运用通针针具，同时发挥锐性加钝性分离、刺激以及物理治疗等作用，以治疗疾病的方法。《黄帝内经·素问·举痛论》曰："经脉流行不止、环周不休，寒气入经而稽迟……客于脉中则气不通，故卒然而痛。"明代李中梓在《医宗必读·心腹诸痛》最早明确提出"通则不痛，痛则不通。"通针疗法是中医外科创新的外治法。通针疗法通过锐性加钝性分离、刺激以及物理治疗等作用，解除气机的阻滞不通。该法安、简、验、廉，属于可广泛应用的治疗方法。

（一）作用机理

通过定位的管针内，用针刀行锐性切割后，再用圆钝针行钝性捅刺和扫散，不仅可以钝性松解浅筋膜和筋膜间等疏松结缔组织，还能锐性松解筋膜和韧带等致密结缔组织，并且刺激腧穴所在部位及其邻近组织等。松解慢性损伤导致的软组织的粘连、瘢痕和挛缩，解除其对神经和血管等的压迫和刺激，从根本上解除软组织损伤等疑难杂症的病因。

（二）操作方法

1. 用0.5%～1%碘伏纱布在施术部位消毒。

2. 深部筋膜通针操作：针刀外套管针后，将针刀头运针至目标部位，即已切割了第一刀。再沿着刀口线上、下各移动一个刀口线的距离，并分别继续重复上述外套管针的针刀操作各1次。然后，从管针的管孔中退出针刀，将圆钝针从管针的管孔中插入底。圆钝针针头伸出管针针身0.5 cm，已做一次通刺，然后沿着刀口线上、下各移动一个刀口线的距离，并分别在另外2次针刀头治疗的部位继续重复上述外套管针的圆钝针操作各1次。

3. 浅部筋膜通针操作：将外套管针的圆钝针的针头退至皮下，根据治疗前抗阻力收缩试验阳性时疼痛放射方向或按压压痛点时疼痛放射方向，将外套管针的圆钝针的针头在皮下向疼痛放射方向运针至距离穿刺点约

4 cm 处。右手示指、中指与拇指对捏住管针针座和芯针针柄,以穿刺点为定点,使通针体在皮下做扇形运动。同时,根据治疗前抗阻力收缩试验,患者使试验中引起疼痛的相关肌肉持续抗阻力收缩,使通针在皮下扫散,至压痛消失或压痛不再继续减轻时退针;也可以左手固定外套的管针,退出芯针,用胶布固定留于皮下的管针,留置管针约 24 小时后退出皮肤。

(三) 适应证

1. 慢性软组织损伤疾病。

2. 神经卡压综合征。

3. 脊柱疾病。

4. 部分脊柱相关性内脏疾病。

5. 部分骨质增生性疾病与骨关节病。

6. 瘢痕挛缩。

7. 常见内科、妇科、儿科、五官科、皮肤科、美容与整形外科疾病。

8. 其他相关疾病。

(四) 注意事项

1. 明确诊断:医生应该全面掌握患者的病史(包括麻醉药物过敏史)、体格检查、相关的影像、生化检查等辅助检查资料,并分析、归纳患者资料。

2. 治疗前评估:医生应该在全面掌握患者资料基础上,治疗前对患者进行系统评估。如果患者有通针疗法适应证并且没有通针疗法禁忌证,则能进行通针治疗;如果患者有通针疗法绝对禁忌证,则不能做通针治疗;如果患者有通针疗法的适应证,又有通针疗法的相对禁忌证,应在治疗好相对禁忌证后再进行通针治疗。

3. 治疗前告知:通针疗法前,需要签署治疗前治疗同意书。通针疗法治疗前需要对患者认真地进行治疗前宣教,详细告知患者通针疗法有关知识,如通针器械的选择、治疗方案的拟定、麻醉方法的选择和详细的医疗风险情况。

4. 术式选择:术式选择遵循安全原则、有效原则、微创原则、简单原则。

5. 治疗前准备：治疗前要做好患者的思想工作，详细告知通针疗法的治疗作用、疼痛问题、安全问题、术中的配合、术后处理和功能锻炼等。通针治疗前，患者必须清洁皮肤。通针治疗后一天内，治疗部位不宜沾水；通针治疗前，可以进行利多卡因局部浸润麻醉或者丁卡因表面麻醉，无须特殊准备；治疗人员严格按照无菌操作要求操作。

（五）禁忌证

1. 绝对禁忌证：出、凝血机制异常者；心肺等功能重度异常者。

2. 相对禁忌证：施术部位有皮肤感染、深部有脓肿及全身急性感染性疾病者；一切严重内脏病的发作期；施术部位有重要神经血管或重要脏器而施术时无法避开者；体质极度虚弱者；血压较高且情绪紧张者。

［周建斌］

祛腐生肌搔刮外治法

浆细胞性乳腺炎是一种发生在非哺乳期的慢性乳腺炎症，其特点是乳腺导管扩张和浆细胞浸润，中医称之为"粉刺性乳痈"，临床上分为溢液期、肿块期、化脓期、瘘管期四期。该病病情变化多样，单纯内治无法改善局部多期共存的复杂问题，一旦发展为瘘管期，则是中医外科学中常见的难治病。《外科正宗》中提及："邪毒在内，解毒拔之，肿痛日深，内脓不出，瘀肉涂塞疮口者急，宜开割之"；《外科理例》云："脓出之后，用搜脓化毒之药，取效如神"；《医宗金鉴·外科心法》曰："腐者坏肉也，腐不去则新肉不生"，均阐述了祛腐的重要性，搔刮术随之发展而来。临床多以搔刮法用于腐败坏死组织堆积在乳腺瘘管中的情况。切开窦道或瘘管，清除脓液和坏死组织，以及切除硬韧的管壁和瘢痕组织。该法有创伤小、组织损伤少、复发率低、能基本保持乳房外形等优点，是收敛创面、祛腐生新的一种简便有效、应用广泛的治疗方法。

（一）作用机理

在浆细胞性乳腺炎等疾病中，搔刮术用于清除病变的乳腺导管和周围的炎症组织。通过清除这些组织，可以减少炎症反应，促进乳腺组织的修复。临床多项研究表明，搔刮联合中医药外敷可通过下调炎症因子 TNF-α、IL-1β、IL-2 及驱动细胞免疫因子 IFN-γ 等改善溃后创面症状，减轻局部免疫炎症反应，祛除脓腐的同时促进肉芽新生。

（二）操作方法

1. 术前准备：在病变区域进行皮肤消毒和铺巾，确保无菌操作。

2. 切口选择：在瘘管最浅表处或乳房皮肤红肿热痛明显处进行切口，切口应足够大以便于清除病灶。

3. 搔刮：刮匙经瘘管进入脓腔，清除瘘管内的坏死组织、脓液和脂质样物质。搔刮要彻底，以减少复发的可能性。

4. 清除病灶：在搔刮过程中，要尽量找到并清除所有病变的乳腺导管和周围炎症组织。

5. 切口处理：清除病灶后，使用生理盐水冲洗伤口，清除残留的脓液和组织碎片。

（三）适应证

各类窦道、瘘管类疾病：肛周脓肿、肛瘘、浆细胞性乳腺炎瘘管期等。

（四）注意事项

1. 消毒时应由清洁区向污染区消毒。

2. 搔刮时彻底清除瘘管内的坏死组织、脓液和脂质样物质，以及所有病变的乳腺导管和周围炎症组织，以减少复发的可能性。

3. 换药时需判断有无隐匿病灶，以防假性愈合。

（五）禁忌证

1. 急性炎症期、局部皮肤感染者禁用。

2. 血液疾病，如凝血功能障碍或出血性疾病者禁用。

3. 妊娠期禁用。

［姚昶］

"融瘿贴"贴敷疗法

"融瘿贴"贴敷疗法采用具有活血化瘀、化痰散结作用的药物制成膏状制剂外敷颈部，直达病所，起到治疗单纯甲状腺肿、良性甲状腺结节效果的一种中医外治法。该法是我院邵华主任通过瘿瘤的形成病因病机进行辨证分析并结合多年临床治疗经验所拟，在临床上取得一定疗效。

甲状腺结节病因复杂，近年来甲状腺结节的检出率逐年升高，女性高于男性，可能与饮食、情绪、遗传、放射等有关。中医认为甲状腺结节、单纯甲状腺肿属瘿病范畴，多由肝郁脾虚所致。正如中医古籍《济生方·瘿瘤论治》中提道："夫瘿瘤者，多由喜怒不节，忧思过度，而成斯疾焉"。有研究表明，快节奏的工作环境、持续的生活压力易引起人们体内环境紊乱，导致免疫平衡失调，脾肾不足，脾胃失于健运，肝气郁滞，进而形成气滞、血瘀、痰浊等病理产物，结于颈前形成结节。大多数甲状腺肿及甲状腺结节的形成是从无形到有形，由气滞到痰凝、血瘀的动态过程，故针对该病机提出化痰散结、破血逐瘀的治则治法，研制出相应外用药物，用于治疗单纯甲状腺肿、良性甲状腺结节。

（一）作用机理

"融瘿贴"贴敷疗法选用具有活血化瘀、消瘿散结作用的药物制成膏状制剂，贴敷于颈前甲状腺处，以达到缩小并消散良性甲状腺结节的目的。方中选用具有散结消肿的草药，配以白芥子、冰片等具有独特透皮作用的药物，共同行化痰散结、破血逐瘀之功效。本法具有简便易操作、制作成本低、毒副作用小等优点，与内治法"殊途同归、异曲同工"。许多具有抗肿瘤功效的中药材都有毒副作用，如半夏、白芥子、黄药子等，长时间口服难免会对人体造成肝肾损伤，但将其作为外用制剂，既能避免损伤人体，又可发挥其散结抗肿瘤的效果，两全其美。该法对治疗多种分型的良性甲状腺结节起到良好的治疗作用。

（二）操作方法

1. 充分暴露颈部，清除皮肤污渍。

2. 将透药纸裁制约 6 cm×8 cm 大小，取药膏平铺至透药纸上，厚约 2~3 mm。

3. 将透药纸敷至颈前甲状腺处，取抗过敏敷料加以固定。

4. 敷药时间为晚上 7 时至第二日早 7 时，晨起去除胶布及药膏，每天 1 次，疗程为 1 个月。

（三）适应证

单纯甲状腺肿、良性甲状腺结节（甲状腺超声 TIRADS 分级≤3 级；结节最大径<4 cm；不合并钙化）。

（四）注意事项

1. 治疗前清洁颈部，保持皮肤干燥，以防感染。

2. 贴敷后如出现局部皮肤出现发红、微痒及灼热感，应揭去贴敷药，无需特殊处理，过敏严重者，暂停贴敷，并予以对症处理。

3. 贴敷期间饮食宜清淡为主，忌辛、辣、发物及高碘食物。

4. 治疗期间避免劳累，规律作息。

（五）禁忌证

1. 孕妇、皮肤过敏者禁用；

2. 颈部皮肤破溃、创伤者禁用；

3. 恶性甲状腺结节及直径>4 cm、结节合并钙化者仅作为辅助治疗。

[邵华　张琪]

青敷膏敷贴疗法

青敷膏系具有传统特色的清热解毒类外敷药物，临床使用数十年，效果良好。原方见于清·马培之著《急救百病济世回生良方》，称为青敷药。《中医外科学》附编方剂以"青敷散"为名收录，本院的青敷膏是在青敷散基础上去除甘草而加用性偏寒凉的冰片，使清热解毒效果更甚，其赋形剂蜂蜜能够保持敷药的黏性和湿润，促进药物成分的吸收，达到清热解毒，活血消肿止痛的效果。

（一）作用机理

青敷膏由大黄、黄柏、姜黄、白芨、白芷、赤芍、天花粉、青黛、冰片组成。主药青黛清热解毒、凉血消肿；黄柏清热利湿解毒；天花粉、白芷等祛湿消肿、散结止痛；大黄既能清热，又能祛瘀。诸药合用具有清热解毒、消肿止痛的功效。现代药理研究表明，青敷膏中清热解毒中药具有抗炎、抑制白细胞浸润、抑制炎症介质释放的多重作用，活血化瘀中药能改善毛细血管通透性，减轻炎性肿胀。

（二）操作方法

1. 将药物均匀涂抹于配套棉纸上，厚度约 0.5 cm。
2. 折叠绵纸大小适合受药部位，暴露涂药面。
3. 对准所需部位，避开破溃皮肤，轻敷药物。
4. 用绷带固定药包，避免活动造成药包移位。

（三）适应证

急性淋巴管炎（丹毒、红丝疗）、急性乳腺炎（乳痈）、急性腮腺炎（痄腮、发颐）、急性淋巴结炎（痈）、急性蜂窝织炎（疽、发）、急性附睾炎、静脉炎等。还可用于体表非细菌感染性但具备红肿热痛特点的疾病，如痛风等。

（四）注意事项

1. 青敷膏仅适用于外用，不能口服，同时不能涂抹在眼睛周围。
2. 如果青敷膏产生异味或者发生了变质，请勿使用。
3. 对于具有过敏史的人群，使用前应进行过敏试验，如果出现过敏症状，请立即停止使用。

（五）禁忌证

1. 药物过敏者禁用。
2. 腹部包块性质不明者禁用。
3. 有恶性肿瘤、身体大血管处、皮肤破溃处禁用。
3. 孕妇腹部及腰骶部禁用。

［邵华　张琪］

畅通散穴位贴敷疗法

"畅通散"是根据腹部手术后患者生理、病理特点，结合多年临床经验拟定的外用穴位贴敷疗法，具有促进胃肠功能康复、通利大便的功效。术后胃肠功能障碍是外科手术后最常见的并发症之一，其临床症状主要表现为腹部胃肠功能恢复延迟、消化道反应等，轻者出现肠鸣音减弱、腹胀腹痛、恶心呕吐等症状，较严重者可能出现全身炎症反应甚至多器官功能障碍。中医学认为，术后胃肠功能障碍与气滞血瘀，脉络不通，腑气不降有关，治疗上应活血化瘀、行气导滞。畅通散通过贴敷神阙、关元、天枢、中脘等腹部穴位，加速患者胃肠功能恢复，已在临床上取得较好的疗效，用于治疗腹胀、便秘患者亦有显著疗效。

（一）作用机理

畅通散由芒硝、厚朴、木香、生大黄、制吴茱萸、莪术、川芎、冰片组成。方中厚朴、木香辛温，具有健脾燥湿、调气宽中、消胀除满之效；吴茱萸止痛、理气、降逆；川芎、莪术活血破血、行气止痛；大黄、芒硝苦寒，具有清热解毒、通腑导滞、泻下攻积之效；冰片性辛散走窜，可消肿止痛、引药直达病所。诸药合用，达行气、活血、通腑之功效，使肠腑气畅、血畅、腑畅。神阙穴在脐中央，腹之中部，为下焦之枢纽，邻近胃与大小肠，神阙穴所在之处皮肤薄，表面角质层少，又内联脏腑，刺激此穴可行气活血、促进肠道蠕动，从而改善胃肠功能。关元为小肠募穴，小肠之气结聚于此，并经此穴输送至皮肤，刺激此穴可促进血液循环，达到调理气血、改善消化系统功能的作用。天枢为大肠募穴，是大肠经气血的主要来源之处，刺激此穴对肠功能具有调整作用，可使胃肠功能趋向正常，促使胃肠功能恢复。中脘为胃之募穴，八会穴之腑会，为治脾胃疾病之要穴，刺激中脘穴可调节胃气的运行、畅通胃脘部的气血，从而促进胃肠蠕动改善胃肠功能。畅通散通过刺激上述穴位，起到刺激胃肠道电活动、促进肠道蠕动、改善肠道微循环的作用。

（二）操作方法

患者术后第1天即可使用。将上述药物打粉过100目筛，加蜂蜜调和，涂抹至穴位胶贴上，定位所取穴位，避开破损皮肤及手术切口，清洁穴位周围皮肤，肚脐着重消毒，去除污垢，然后将穴位胶贴敷于所取穴位。每天1次，疗程为3～5天。

（三）适应证

1. 腹部手术术后患者。

2. 腹胀、便秘患者。

（四）注意事项

1. 治疗前清洁皮肤，保持皮肤干燥，肚脐部位应着重消毒，去除污垢，以防感染。

2. 贴敷时应避开破损皮肤及手术切口。

3. 贴敷后如出现局部皮肤出现发红、微痒及灼热感，应揭去贴敷药，无需特殊处理，过敏严重者，暂停贴敷，并予以对症处理。

4. 治疗期间避免劳累，规律作息。

（五）禁忌证

1. 皮肤严重过敏者禁止使用。

2. 有明显出血倾向者禁用。

3. 孕妇禁用。

［邵华　张琪］

玉带膏贴敷疗法

玉带膏贴敷疗法是采用具有清热燥湿、凉血解毒，祛瘀止痛作用的药物制成膏状制剂外敷患处，治疗带状疱疹疗效显著的一种中医外治法。带状疱疹属于中医学"蛇串疮""缠腰火丹""串腰龙""蜘蛛疮"范畴，中医认为该病多因情志不遂、饮食不节、劳累过度等因素导致气血运行不畅、痰湿内蕴，进而引发湿热毒邪聚积。急性期为湿热火毒侵犯机体，损伤阴血，以致经络失养，或闭阻经络，气血运行受阻，继而引发疼痛。后遗症期神经痛主要是因湿热毒邪未尽，继而引起瘀血滞留经络，不通则痛。因此，按照辨证施治的原则，应予以清热、解毒、活血、止痛等药物治疗，但此类中药多为苦寒、攻伐之品，如果长期口服难免损伤脾胃，而中药贴敷可以通过皮肤直接渗透到皮肤、肌肉、组织或血液中，让药物直达病所，快速起效，缩短治疗时间。

（一）作用机理

玉带膏由板蓝根、黄连、重楼、蜈蚣、生大黄、冰片、枯矾组成。方中重楼味苦，性微寒，具有清热解毒、散瘀止痛的功效；板蓝根性寒，味苦，归心、胃经，入血分，具有清热解毒、凉血的功效，对于带状疱疹引起的皮肤红斑、水疱等症状有一定的缓解作用；生大黄具有凉血解毒、逐瘀通经之效；黄连清热燥湿，泻火解毒；蜈蚣攻毒散结、通络止痛；枯矾燥湿解毒；冰片性辛散走窜，可消肿止痛、引药直达病所，此外也具有清热凉血之功。诸药同用，共奏清热燥湿、凉血解毒、祛瘀止痛功效。

（二）操作方法

将上述药物打粉过100目筛，加凡士林调匀，裁制合适大小的透药纸，取药膏平铺至透药纸上，厚约2～3 mm，敷于患处加以固定。每天更换一次，疗程两周。

（三）适应证

带状疱疹各期。

（四）注意事项

1. 头面部位的皮损换药时，注意避开眼睛，避免药物进入眼睛引起不适。

2. 皮损在头皮部位时应先剪去头发。

3. 换药中勿损伤新生肉芽组织，动作轻柔，减轻患者的痛苦。

4. 在换药期间应密切注意皮损的变化，直至皮损处干燥结痂，疼痛消除，贴敷即可停止。

（五）禁忌证

1. 孕妇禁用。
2. 严重皮肤过敏者禁用。

［邵华　张琪］

徐州去腐生肌外治法

徐州去腐生肌外治法是将泄毒祛腐和生新收口同时进行，将药物（徐州祛腐生肌膏）直接敷于创面，使创面的腐烂坏死组织脱落，利于引流脓液，排出脓毒，加速组织生新，从而促进创面愈合的一种外治法。

徐州祛腐生肌膏，发源于传统中医药学，兴起于徐州民间中医的群体智慧，成熟于现代中医人的传承改进及临床应用，是一种历史悠久、取材地道、配方科学、疗效独特的创伤良药，属传统生肌拔毒类中药软膏剂。徐州王陵路针灸世家衣钵传人、名老中医张宗震先生之先祖，在博采众方基础上研制出生肌膏，再经彭城名老中医徐福堂把已成熟运用的生肌膏引入徐州市中医院。2007 年，徐州祛腐生肌膏入选徐州市非物质文化遗产代表性项目（传统医药类）；2016 年，入选江苏省非物质文化遗产代表性项目（传统医药类）。

徐州祛腐生肌膏医药配方独特，比例合理，以中草药为原料加工而成。方中以生石膏清热泻火、收湿敛肌，为君药；以炉甘石、血余炭为臣药，功能收湿敛疮、生肌；当归补血活血，生龟板滋阴益肾健骨，生地黄清热凉血养阴，为佐使药。诸药相合，共奏清热解毒活血、收湿敛疮生肌之功。徐州祛腐生肌膏医药可直接敷于创面，无需进行创面消毒，使用方便，是祛腐生肌、敛疮收口的一种简便有效而应用广泛的治疗方法。

（一）作用机理

徐州去腐生肌外治法将外用药物（徐州祛腐生肌膏）作用于创面，泄毒祛腐和生肌化新同时进行。徐州祛腐生肌膏药性温和，具有极强的创面愈合功能，可增强创面局部毛细血管通透性，提高内皮细胞的双向运输机能，促进血液循环，改善缺血缺氧症状；可填充缺损的创面，促进纤维细胞的增长；能使创面脓液中溶菌酶含量增高，启动机体防御系统，促进大量巨噬细胞增生，增强免疫力。方中当归、白芥子等成分均有明显的抗菌消炎作用，可使细胞内肌动蛋白分泌增多，促进创面收缩；可使9种中性氨基酸和6种必需氨基酸含量增高，为创面生肌提供了"基建"物质；还可使创面酸化，起到明显的愈合创面作用。

（二）操作方法

1. 选取可充分暴露治疗部位，以患者舒适、医师便于操作为宜，常规揭除胶布、敷料，用干棉球拭净创面周围脓污。

2. 评估创面腐肉、渗液、新生肉芽及创面周围情况等。

3. 用75%的乙醇棉球或碘伏由创面周围向创面边缘画圈消毒皮肤。

4. 去除伤口内引流物。

5. 以盐水棉球轻轻擦拭创面脓性分泌物。

6. 选择合适大小的器械如镊子、无菌剪、血管钳、刮匙轻轻清除坏死肉芽组织。

7. 根据创面面积，剪取适合大小的无菌棉片，浸以药膏外敷。

8. 根据创面渗出及肉芽生长状况，隔日或每日换药1次。

（三）适应证

祛腐生肌膏对糖尿病患者感染、溃烂、骨科的大面积创面感染、压疮和一些外科手术后的切口感染，都有很好的疗效。

（四）注意事项

1. 消毒时应由清洁区向污染区消毒，再以生理盐水擦拭创面。

2. 清除腐肉时不可将坏死物硬性修剪或夹除，以见到新鲜创面为度。

3. 换药时需判断有无隐匿病灶，以防假性愈合。

4. 创面脓性分泌物培养，结合药敏结果合理使用抗生素。

5. 长期不愈合的创面有癌变风险，必要时及时取样病检。

（五）禁忌证

孕妇禁用。

[马雪飞]

朱氏治筋三法

苏南常州朱氏伤科流派由朱普生先生开创，后由朱龙骧继承并发扬光大。多年来，朱氏伤科传人不断总结诊疗经验，在中医疗伤、手法正脊等领域形成了独具特色的朱氏伤科诊疗体系。朱氏伤科在治疗上主张"气血同调，筋骨并重"，其"治筋三法"更是闻名遐迩。此法常与针灸砭刺相结合，内外兼治，效果显著。

朱氏伤科将常用的伤筋按摩手法精炼为治筋三法，即弹拨分筋、舒顺按抹、静定按压三法。治疗过程中，朱氏强调"筋喜柔不喜刚"的原则，手法需"轻柔绵软，外柔内刚"，在应对脊柱相关性疾病及软组织损伤时，要求力量由轻渐重，使感觉深入组织而不引起皮肉疼痛。此外，还可配合痛点揉药法（如丁桂散），以增强行气舒筋的效果，并辅以功能锻炼，以达到更佳的疗效。

（一）作用机理

朱氏治筋三法通过调节"筋骨结构"及其应力关系，改善肌肉软组织张力，有助于脊柱恢复三维平衡状态，从而减轻神经刺激症状。从筋膜理论出发，该疗法能缓解异常神经电生理活动，改善自主神经过敏症状，调整触发点局部神经电生理异常，并增强微循环灌注。同时，它还能促进椎间盘突出物的自发吸收，调节局部炎症及免疫因子水平。

（二）操作方法

治筋三法具体包括弹拨分筋法、舒顺按抹法和静定按压法。

1. 弹拨分筋法：用双手拇指或单手拇指在患处与肌肉纤维方向垂直，进行反复左右弹拨，操作时应先轻后重，由内而外，由上而下，以达到缓解痉挛、分离粘连、疏通经络、促进局部血液循环的目的。

2. 舒顺按抹法：在弹拨分筋法的基础上，用双手拇指或单手拇指顺肌纤维方向反复捋顺按抹，也可一手拇指顺肌纤维向上固定，另一手顺向捋顺按抹，以进一步恢复解剖位置，促进生理功能恢复。

3. 静定按压法：在弹拨与舒顺的基础上，当组织恢复正常生理位置后，用双手拇指或单手拇指在患处向深部按压并保持10～15秒，以起到止痛和固定的作用。

（三）适应证

本疗法适用于各类骨伤科疾病，包括：

1. 颈椎病、颈椎间盘突出症、落枕等颈部疾病。

2. 肩周炎、肱二头肌肌腱炎、冈上肌肌腱炎等肩部疾病。

3. 急性腰扭伤、腰肌劳损、腰椎间盘突出症等腰部疾病。

（四）注意事项

1. 遵循"筋喜柔不喜刚"的原则，手法应轻柔绵软，外柔内刚，避免过猛或过重导致患者不适。

2. 操作过程中，操作者需集中注意力，观察患者反应，及时调整手法和力度。

3. 根据患者具体情况和病情，合理控制推拿时间，避免患者疲劳或不适。

4. 严禁过度用力或暴力操作，以免对患者造成损伤。

（五）禁忌证

1. 影像学诊断为巨大型、游离型腰椎间盘突出症，或病情严重、神经明显受损者，应慎用手法治疗。

2. 体质虚弱者、孕妇等特殊人群需谨慎对待。

3. 患有严重心脏病、高血压、肝肾疾病等患者应避免推拿治疗。

4. 体表皮肤破损、溃烂或皮肤病患者，以及有出血倾向的血液病患者，均不宜接受推拿治疗。

[吕志刚]

悬动拔牵治疗颈椎病外治法

朱氏骨伤流派经半个多世纪的发展,至今已传承至第五代,流派传承特色鲜明,有丰富的诊疗经验鲜明的地域特色,学术底蕴深厚,对颈椎病的认识及治疗思想逐渐成熟,临床疗效较好。针对颈椎病"筋骨失和"的病机,朱氏提出"筋骨并重"的学术思想,通过手法治疗顺筋正骨、舒筋通络、行气活血,以达到"骨正筋柔,气血以流"的目的。在临床实践中,对颈椎病患者的影像学检查提出个体化精准治疗方案,尤其以手法诊治颈椎病更有独到之处,可实现对"筋骨失和"进行"定性、定位、定向"的诊断与治疗。

"悬动拔牵"法是在朱氏骨伤流派治疗颈椎病学术思想指导下,进一步结合了现代悬吊运动疗法所创立,悬吊训练系统可消除颈椎承重,患者感到颈部舒适并且十分放松,做动作时肌肉和关节会移动到最大范围,增加了颈椎活动度,其中仰卧位颈椎中立位放置亦可作用于颈部深层稳定系统。在颈椎"零负重"情况下,将理筋手法、拔伸手法、整复手法的复合,充分利用手法的灵活多变性,结合颈椎局部的解剖学特点,采用定点间歇性拔伸和弧线变量拔伸手法,使应力集中于病变节段,调整骨节错缝,通过松解颈项周围软组织,梳理筋脉,从而使患者症状得以缓解。取卧位可使患者颈背部肌肉充分放松,便于手法操作,且减轻患者痛苦。头及颈项部悬空,利用杠杆原理,头的自重对颈椎产生一定的牵引力,拔伸牵手法避免了旋转类手法潜在的不良反应和风险,使之恢复"骨合筋舒"的正常状态,从而使临床症状得以消除。

"悬动拔牵"法治疗神经根型颈椎病历经多年近万例次临床验证,疗效显著。该疗法克服了以往治疗上的一些缺点和困难,手法治疗容易操作,把颈椎仰卧位拔伸理筋手法技术与悬吊技术相融合,可以使施力方向与力的作用点把握更精准,作用到病变节段,针对性治疗更强。

(一) 作用机理

"悬动拔牵"法是将循经松动、拔伸、牵扳整复等朱氏骨伤手法与现代康复技术有机融合,具有易操作、见效快、安全性高等特点。通过现代悬吊技术评估出项部薄弱的核心肌力,再结合解剖、生物力学原理,借助于悬吊方式,使颈部"零负重",将颈椎调整于合适的角度,再进行颈部循经理筋通络、关节微动、拔伸牵引整复的一整套手法。"悬"是指悬吊下的颈部核心肌群激活和悬吊状态下的手法治疗;"动"是指循经松动整复法;"拔"是指拔伸整复法;"牵"是指牵扳整复法。通过悬、动、拔、牵四步改善颈项部的力学平衡及关节活动,缓解局部软组织的充血水肿,使颈椎恢复正常的解剖结构及生理功能。

(二) 操作方法

1. "悬"是指悬吊下的颈部核心肌群激活和悬吊状态下的手法治疗,患者仰卧位,悬吊支持带置患者后枕部(刚性绳),配合呼吸,使患者颈部处在悬吊中立位完全放松,根据颈椎耐受程度调整前屈角度,术者引导患者上颈段轻微屈曲(也就是患者下颌后缩),持续约10秒,反复3次。

2. "动"是指循经松动整复法:患者仰卧位,颈部处于悬吊状态下,术者先从头部向下循经弹拨患者颈夹脊,放松颈部肌肉,并以中等力度依次按揉玉枕、天柱、风池、大椎穴及颈肩部阿是穴,然后依据临床表现定位出病变节段,以C5~C6右侧的病变为例,术者可以先用左手大拇指抵住患者左侧C5、C6横突,右手抓住患者头部,使患者颈椎向左侧屈反复3次,当最后一次患者颈椎侧屈到极限,术者左拇指同时发力向右顶推,使之能产生松动。

3. "拔"是指拔伸整复法:患者仰卧位,颈部处于悬吊中立位,术者右手托其下颌并用前臂贴紧面颊部,左手第二掌指桡侧缘卡在第三和第四颈椎下方,轻微抬举起患者的颈部,与水平方向形成前屈的角度进行拔伸,使棘突间着力,持续时间约50秒,反复拔伸3遍。

4. "牵"是指牵扳整复法:患者仰卧位,颈部处于中立,术者右手托住患者患侧头部,左手手掌抵住患者右肩峰处,两手对抗用力,缓慢牵扳患侧颈部，持续时间不少于30秒，反复3遍。

以上"悬"、"动"、"拔"、"牵"按顺序治疗为1组，做3组。上述操作隔日1次，共治疗6次。

（三）适应证

颈型颈椎病、神经根型颈椎病、颈部小关节紊乱。

（四）注意事项

1. 操作者要经过系统的操作培训，严格按照操作流程。
2. 不可用力过猛，用力应均匀和缓、逐层深入。
3. 若患者出现头晕、恶心、颈部剧烈疼痛，应立即停止操作。
4. 急性剧烈疼痛不建议使用本法。

（五）禁忌证

脊髓型颈椎病、颈椎骨折、外伤引起的颈部疼痛、颈椎结核、颈椎肿瘤、颈椎滑脱、寰枢关节半脱位、风湿引起的脊柱疾病等禁用此法。

［周文珠　吕志刚］

"肩三推"技术

"肩三推"最早可追溯到孟河医派代表人物马培之，此法在历史长河中逐渐发展，由孟河医派马培之传人沈伯藩之徒朱龙骧凝炼成型。朱龙骧传承了孟河医学特色正骨技法。治筋三法是他的特色手法，强调治伤筋手法要以简驭繁，临机应变。"肩三推"是根据孟河医派朱氏伤科"治筋三法"推拿结合肩关节松动术治疗肩周炎的核心要点，将其二者相融合，临床效果佳，提高临床疗效。

（一）作用机理

运用中医推拿手法（在肩前部、肩峰部、肩后部）融合肩关节松动术，改善肩周炎患者的疼痛和关节活动度，治疗简单方便，无痛苦，对肩关节无损伤，易于被患者接受，值得临床广泛使用。

（二）操作方法

1. 患者采取仰卧位，医生站在患者肩膀后面，面向患者的脚。医生双手合十，用手掌根按压和揉捏患者肩膀的前侧，从近端到远端；同时，练习者有节奏地推动肩关节，使肱骨头从头部滑向脚部。之后，患者采取侧卧姿势，医生用手掌端按压和揉捏肩峰，同时双手折叠，从近端到远端；同时，练习者有节奏地推促肩关节，使肱骨头从头部滑向脚部。最后，患者采取了俯卧姿势，医者双手重叠，掌根用力按揉肩关节后方处，由近端向远端，同时有节律地推动肩关节，使肱骨头自后向前滑动。

2. 手法要点：每一个方向掌根按揉三下、推动一下（按三推一），共10次，有节律地由近向远端移动，每次约30秒钟，重复治疗10次。以上治疗每周5次，连续治疗4周。

（三）适应证

适用于肩周炎患者。

（四）注意事项

1. 推拿前避免进食过饱，因为太饱容易犯困，胃肠正在工作状态，如果进行推拿对胃肠消化有一定影响。

2. 推拿前避免过饥，避免推拿过程中出现头晕、低血糖状态。

3. 建议患者在进食一小时以后，再进行肩三推治疗。

（五）禁忌证

1. 各种骨折、恶性肿瘤、结核、急性传染病、急性骨髓炎患者禁用。

2. 传染性皮肤病、皮肤湿疹、水火烫伤、皮肤溃疡，以及各种疮疡患者禁用。

3. 妇女经期、孕期禁用。

4. 急性腹膜炎、急性阑尾炎患者禁用。

5. 血液病患者，特别是血小板减少、凝血功能障碍者禁用。

6. 有严重心血管病或高龄体弱的患者禁用。

［吕志刚］

毒蛇咬伤鲜药外敷法

毒蛇咬伤是急诊的一种常见病，其主要表现为局部的肿胀疼痛，甚至形成溃疡不愈合或坏死。中医将其归结为火毒，造成气血不通，气滞血瘀。自从针对性的解毒药抗蛇毒血清的应用以后，患者已大多没有生命之虞，死亡率大大降低，但患者被咬伤的肢体肿胀疼痛不会短时间消除，给患者带来了极大的痛苦。苏州市中医医院朱立毅主任在常规治疗方法（如清创、注射抗蛇毒血清、抗感染等）的基础上，采用新鲜草药半枝莲外敷治疗毒蛇咬伤引起的肢体肿胀疼痛，取得了一定疗效。

（一）作用机理

半枝莲是唇形科黄芩属多年生草本植物，味辛、苦，性寒凉，有清热解毒、化瘀止血、利尿消肿的作用，是苏州地区一味常用的中药，且在野外随处可见。毒蛇咬伤鲜药外敷法是将新鲜半枝莲捣烂后直接敷于咬伤部位，通过药物的直接作用，达到泄毒祛腐、消肿止痛、促进组织修复的目的。

（二）操作方法

1. 选取可充分暴露治疗部位的体位，以患者舒适、医师便于操作为宜。

2. 清创，注射抗蛇毒血清，地塞米松 10 mg，注射破伤风抗毒素 1 500 U，广谱抗生素抗感染。

3. 将新鲜半枝莲洗净，捣碎成糊状，湿敷于伤口上，用量根据咬伤部位的大小和肿胀程度而定。

4. 用纱布或绷带轻轻固定药物，避免药物脱落。根据药物干燥程度和创面情况，适时更换药物，一般每天 2 次。注意伤口不能绑太紧，以利蛇毒引流。

（三）适应证

本法适用于毒蛇咬伤引起的肢体肿胀疼痛患者，特别是对于不能使用季德胜蛇药等常规药物的患者，如孕妇等。

（四）注意事项

1. 外敷药物前，应确保患者对半枝莲无过敏反应。
2. 清洁创面时应轻柔操作，避免加重组织损伤。
3. 外敷药物时应确保药物均匀覆盖咬伤部位，保持湿润。
4. 本法为辅助治疗手段，应结合常规治疗方法进行综合治疗。

（五）禁忌证

对半枝莲成分过敏者禁用。

［朱立毅］

方氏皮科痤疮专用锋钩针疗法

方氏中医外科始祖于清代康熙年间自崇明到太仓伍胥行医，擅治痈疽疔疮诸证，深受当地百姓欢迎，遂落户太仓伍胥。此后历时百余年，其第三代传人是方哲公、第四代传人方小香、第五代传人方梦花等、第六代传人方叶封等、第七代传人顾遂初等、第八代传人王桂章等、第九代传人蔡煜声等、第十代传人冯健清等。

方氏皮科擅长疔疮（蛇头疔、蛇眼疔）、丹毒、流注、流火、背痈、臀痈、乳痈、乳癖、痰核、臁疮、湿疮、肾囊风、猫眼疮、癣症、牛皮癣、瘾疹、水火烫伤等病的治疗，研制了多种中药内服外治方及外治疗法。

锋钩针是新九针中的重要针具之一，是由古九针中的锋针与民间常用的钩针结合而成的一种速效、实用的新型针具。锋钩针采用不锈钢材料制成，针体中间为柄，较粗，两端渐细，针头勾回。钩尖锋利，三面有刃，两端钩尖，大小略异。

方氏皮科痤疮专用锋钩针是在普通锋钩针的基础上增加了双孔微刮匙，一方面有利于黑白头粉刺的清除，另一方面对结节囊肿型痤疮的内容物也有较好的清除作用。

（一）作用机理

《灵枢·九针十二原》提出"菀陈则除之者，去血脉也"的原则。《素问·离合真邪论》曰："此攻邪也，疾出以去盛血，而复其真气，此邪新客，溶溶未有定处也，推之则前，引之则止，逆而刺之，温血也。刺出其血，其病立已"。方氏皮科痤疮专用锋钩针挑治，直接去除患处蕴结的粉刺栓及腐败物质，通过排脓放血，令邪随血出，起到祛瘀生新、活血化瘀之功。此属于寻常痤疮的局部治疗方法之一。而对于囊肿型、聚合性痤疮，在挑治的同时，进行搔刮祛腐引流，以彻底清除腐败物质，阻止毒邪进一步扩散，促使新生。另一方面，《针灸大成》曰："有热则清之"。方氏皮科痤疮专用锋钩针刺络可疏泄久滞之邪气，解除经络之壅塞，能够起到疏通浅表经络的作用，同时因为其具有放血和钩割的治疗作用，可以使热邪随血外出而泄，起到清热泻火、解毒消肿的作用。现代医学认为这种方法既能刺激患处，释放各种细胞因子，造成无菌性炎症反应，又能通过人体的自控调节系统将刺激传至全身，提高免疫系统兴奋性，促使机体功能正常化。

（二）操作方法

1. 患者平卧，术者坐于患者头侧。首先确定治疗范围，而后用无菌有齿镊挟持75%乙醇棉球，从外向内，依次消毒患处。

2. 术者左手食指、中指或拇指绷紧患处皮肤，右手持针，针尖与皮肤成75°角，沿毛孔迅速将针头刺入皮损。

3. 刺入后，针体顺着皮肤纹理方向，向上挑刺，钩割皮下纤维。

4. 用针腰或微型刮匙轻轻挤压，挤出粉刺栓或脓性分泌物。

5. 对结节、囊肿型患者，在切开皮损后，用微型刮匙将囊壁及炎性组织刮除，待出现新鲜血液及透明血清状物时，停止施术。

6. 再次消毒患处，同时清除残留血液及炎性物质。

（三）适应证

各型痤疮（粉刺、红丘疹、脓疱、结节、囊肿）、粟丘疹。

（四）注意事项

1. 严格选择患者，有瘢痕体质倾向者，应绝对禁忌。

2. 严格遵守无菌操作原则。

3. 术后当天避免用水,防止感染。

4. 避免搔抓,患处血痂、滋痂可待其自行脱落。

(五) 禁忌证

1. 瘢痕体质患者。

2. 孕妇。

3. 严重高血压、心脏病、糖尿病患者。

4. 出血性疾病患者。

5. 晕针、体虚患者慎用。

〔高璐珏〕

毫针速刺法

针刺疗法与推拿疗法都是祖国医学伟大宝库中的瑰宝,在临床的运用中往往相辅相成。"毫针速刺法"是连云港市中医院推拿科提出的一种推拿与针刺相结合的疗法,主要运用于颈椎病、腰椎病、腰肌劳损等软组织损伤类疾病的治疗。软组织损伤后会逐渐形成各式各样的痉挛及结节,并因这些结节及痉挛的存在出现相应的临床症状。"毫针速刺法"在发病部位进行针刺治疗,即针刺痉挛及各种结节,是与传统针灸疗法最根本区别。它运用传统的毫针,在损伤的软组织、结节及痉挛等部位进行刺激,刺激的区域是一条线或是一个面,而非一个点或是一个穴位,此法大大提高了针刺疗法在软组织损伤应用中的疗效。相关专著《毫针速刺法》已于2018年5月份由上海科学技术文献出版社正式出版发行,其中详细记录了"毫针速刺法"作用机理、操作方法、适应证、禁忌证、注意事项、各个疾病的针刺部位以及治疗经验等内容。

(一) 作用机理

我们在临床实践中观察到,普通的毫针配合适当的针刺手法,给予损伤软组织一定的刺激量,即能达到松解粘连的作用,无需行剥离、割断等手法，进而初步总结出"毫针速刺法"的作用机理就是激发人体自身的修复能力从而治愈疾病。

毫针速刺法是针刺疗法与推拿疗法的结合体，两者相辅相成，相得益彰。首先，毫针速刺法针刺软组织中的结节及痉挛，一般都在深层组织中，需靠触诊发现，特别是大团块结节和不规则结节，由于病程较长，多层或多个组织粘连在一起，单凭触诊，短时间内难以确定病变的真正核心部位，而施用弹拨手法推拿后能使痉挛部分松解，能较清楚地辨别出其中的最核心的部位，使得针刺靶位比较精准。其次，毫针速刺法治疗后的次日再给予推拿手法治疗能明显增强松解的作用，所以结合推拿手法治疗是巩固和提高疗效的必要手段。

（二）操作方法

1. 患者取合适体位，医者在通过弹拨手法推拿后仔细寻找到的结节及痉挛之肌肉的一端常规消毒。

2. 根据结节或痉挛肌束的长短取相应的毫针，沿痉挛肌束的长轴方向在消毒部位与皮肤呈约10°夹角进针，进针后用幅度2 mm的小幅提插手法把结节及痉挛肌束全长给予穿透性刺激后，棉签按压出针。全部刺激时间1～2分钟为宜。不需要留针。

（三）适应证

颈椎病、腰椎间盘突出症、膝关节骨性关节炎、肩关节周围炎、慢性腰肌劳损等软组织损伤类疾病。

（四）注意事项

1. 治疗前当明确诊断。

2. 严格掌控禁忌证。

3. 严格无菌操作。若非使用一次性针具，当注意按规定严格进行针具的消毒与灭菌。严禁一次性针具重复使用，严格做到一穴一针。操作者当注意严格执行手卫生操作。施术部位皮肤严格消毒，出针后消毒棉球或棉签按压针孔止血。

4. 注意安全操作。熟悉治疗部位局部解剖，并具备一定的空间位置想象能力。操作中要精力集中，严格执行操作规范，包括：选择合适长度的针具，把控针刺方向、深度，把控提插手法的幅度，严格选择合适体位等，避免伤及附近脏器以及神经、血管。出针后按压针孔，防止出血或皮下血肿的形成。

5. 与患者充分沟通交流。治疗前详细问诊，了解有无禁忌证；告知患者病情及疗法特点，争取患者最大理解和接受。治疗中对患者出现的酸、麻、胀等针感给予解释及安慰，争取患者最大程度的配合。讲解注意事项及预防知识以巩固疗效。

（五）禁忌证

1. 患有或者治疗期间罹患烈性传染病、急性炎症、恶性肿瘤以及其他严重内科疾患者禁用。

2. 孕妇、经期妇女的腰骶部禁用。

3. 患有精神疾患或严重心理疾病患者禁用。

4. 出血倾向或凝血功能障碍者禁用。

5. 治疗部位皮肤有破损、感染、溃疡、瘢痕或肿瘤等禁用。

6. 患者在处于饥饿、疲劳、精神紧张、酒后，不宜立即针刺。

［朱霖云］

"王氏伤科"活血化瘀敷药疗法

中医骨伤科医学渊远流长，流派众多，各具特长。"王氏伤科"是扬州骨伤流派代表之一，现已进入江苏省非物质文化遗产保护名录。中药特色敷药疗法是王氏骨伤传统使用的重要手段，在临床应用广泛，具有活血破瘀，消肿散结止痛，续筋接骨的作用。经历代传承人的不断摸索，研制出外用中药特色敷药——活血化瘀膏，广泛应用于临床，对骨折、软组织损伤等有显著的疗效。其方药组成为：当归 10 g、红花 10 g、血竭 15 g、马钱子 10 g、鸡血藤 20 g、没药 25 g、乳香 30 g、桂枝 20 g、川羌活 10 g、防风 12 g、川芎 12 g、骨碎补 12 g、土鳖虫 10 g、螃蟹壳 20 g（研细末），用蜂蜜调敷。主治各种骨折，软组织损伤等。

该法操作方便、简单，直接贴敷在受伤的部位，作用快捷，有时候比内服药物更奏效。

（一）作用机理

王氏伤科中药特色敷药——活血化瘀膏，可以直接贴在受伤的部位，使药性从外而入，即可提而外泄之，亦能消而散之。方中所用当归补血、活血、止痛，红花活血通络、散瘀止痛，血竭活血定痛、生机敛疮、化瘀止血，马钱子通络止痛、消肿散积，鸡血藤活血补血、舒筋活络，没药散瘀定痛、消肿生肌，乳香活血定痛、消肿生肌，桂枝温通经脉，川羌活解表散寒、止痛，防风祛风解表、抗过敏、胜湿止痛、止痉，川芎活血行气、祛风止痛，骨碎补止痛、补肾强骨，土鳖虫破血逐瘀、接骨续筋，螃蟹壳止血止痛、破瘀消肿，蜂蜜生肌敛疮。诸药合用，共取活血行瘀、消肿散结、续筋接骨、止痛之效。

（二）操作方法

将上述中药打磨成粉末，和匀，用蜂蜜适量调敷成厚糊状，用竹片将其摊于棉纸上，可再加一层棉纸后敷于患处。这样可使药膏不致黏于皮肤而易更换，对骨折换药尤为适宜。

（三）适应证

急性软组织损伤，以及其他的损伤轻微的骨折等，都可以在损伤早期应用来缓解局部疼痛、减轻局部肿胀，加快损伤痊愈速度；也可以用于慢性损伤，例如肌肉劳损、陈旧性韧带损伤、腰背肌筋膜炎、颈肩腰腿痛等疾病。

（四）注意事项

1. 包扎做到松紧适宜，过紧易压迫血管神经，过松易脱落。

2. 敷药后应注意观察患者的反应及局部皮肤情况，若出现红疹、瘙痒、水疱等过敏现象，应暂停使用，并及时汇报医生，配合处理。

3. 每次敷药时间不要超过8～10小时，每日1次，用药期间减少活动量，避免药物渗出污染衣被。

4. 天气较热时建议冰箱冷藏，避免药物出现腐烂现象，拿出使用时可适当加热。

(五) 禁忌证

1. 皮肤破损处忌用。
2. 皮肤病患者及过敏体质者慎用。
3. 肿疡溃后禁用。
4. 孕妇禁用。

[傅强　王韶光]

"王氏伤科"舒筋通络熏洗疗法

外治法是中医骨伤科传统疗法之一，临床中应用广泛，尤其善用熏洗治疗骨伤疾病。《仙授理伤续断秘方》作为中国第一部伤科专著，在该书中就已经记载了热敷熏洗的方法。主要用于风寒湿邪痹阻关节经络之颈肩腰腿痛疾患，也可用于四肢关节的损伤，组方药物不同，具有活血舒筋、祛寒通络、消肿止痛等功效。古称"淋浴"、"淋洗"、"淋拓"等。

"峰"字门王氏伤科疗法，在扬州地区闻名遐迩，在众多骨伤流派中独树一帜，现已进入江苏省非物质文化遗产保护名录。王氏伤科历经王海峰、王继峰等几代传承人的不断摸索，研制出"熏洗Ⅰ号方"，其方药组成：鸡血藤15 g，伸筋草15 g，透骨草15 g，荆芥10 g，防风10 g，红花10 g，千年健12 g，刘寄奴10 g，桂枝15 g，苏木10 g，川芎10 g，威灵仙10 g，路路通15 g。主治退行性颈肩腰腿痛及骨关节病。

该法操作简单，使用方便，易于掌握，药物直达病所，作用迅速，疗效显著，广受临床患者的认同。

(一) 作用机理

王氏伤科"熏洗Ⅰ号方"可以直接作用于患处，方中鸡血藤补血活血，舒筋活络，善于肢体肿胀，关节活动不利者；伸筋草祛风除湿，通利关节，兼顾直通；透骨草祛风胜湿，活血消肿，散瘀舒筋；荆芥祛湿止痛；防风祛风胜寒，解痉止痛；红花活血通经，祛瘀止痛；千年健祛风湿，壮筋骨，消肿止痛；刘寄奴活血化瘀、消肿止痛；桂枝温通经脉、舒筋活血；苏木活血祛瘀，消肿止痛；川芎活血化瘀，祛风止痛，舒筋通络；威灵仙祛风湿，通经络，行气滞，定疼痛；路路通祛风通络，活血化瘀；诸药合用，可起到坚筋固骨、驱寒通络、活血舒筋之效。

（二）操作方法

将上述药物共同置于砂锅内，加入适量冷水，浸泡 30 分钟左右，大火煮沸后，改文火续煎 20~30 分钟，去渣后倒入相应容器中（依部位而定），而后进行熏洗。熏洗时可采取坐式、卧式或站式等，先将患部直接暴露于蒸汽上进行熏洗，通过熏洗作用可促使皮肤毛孔充分打开，扩张血管，利于药物进入皮肤腠理。待药液温度下降后用毛巾浸泡后外敷于患部，后亦可将患部浸泡于药液中。在熏洗过程中可配合推拿、患肢被动活动等以进一步增强疗效。

（三）适应证

颈椎病、腰椎间盘突出症、骨质疏松、肩周炎、肩袖损伤、膝关节退行性变、类风湿性关节炎等退行性颈肩腰腿痛及骨关节病。

（四）注意事项

1. 在药物熏洗时可用厚布防止蒸汽外泄，同时需要调节好患部与熏洗液之间的距离，防止烫伤皮肤。

2. 熏洗结束后需立即将患部皮肤擦干，防止受凉。

（五）禁忌证

1. 对中药过敏者禁止使用。

2. 有破溃创面者禁止使用。

3. 孕妇禁用。

［傅强　王韶光］

"王氏伤科"理筋手法

手法是中医外治也是中医骨伤科传统治疗手段的重要组成部分，伤科运用手法治疗疾病，早在《肘后备急方》中就有对整复下颌关节脱位的记载，并且同现代西医口腔内复位相似，这意味着1500多年前我们的祖先已经熟练掌握了这种手法整复技术。《医宗金鉴·正骨心法要旨》在"手法总论"中提到"夫手法者，谓以两手安置所伤之筋骨，使仍复于旧也。"另外还提出了手法治疗筋骨损伤的"八法"。急性腰扭伤，俗称"闪腰"，是伤科临床较常见的疾病之一。江苏省非物质文化遗产保护项目"峰字门王氏伤科疗法"运用传统特色手法治疗急性腰扭伤有着独到的经验，认为急性腰扭伤，凡痛点在骶髂关节部附近而又不能后伸的病例，运用传统的理筋手法如提法、背法、折叠法、旋转法等，往往效果不理想，而运用拿"髀关筋"手法，施术便捷，效果尤为显著。

（一）作用机理

"王氏伤科"所指的"髀关筋"，并不单独指"髀关"穴位。以经络循行路线来看，不完全是指阳明经，亦可包括足太阴脾经和阴维脉（因阴维脉功能失调亦可发生腰痛，后伸活动困难）。从解剖位置上而言，是指髋关节周围的肌群，如髂腰肌、缝匠肌、股四头肌等。而这些肌群皆受腰丛支配，因此急性腰扭伤多伴不能直腰。运用本手法可以直接作用于痉挛的软组织，使之放松，从而打破和终止疼痛与肌肉、筋脉痉挛的恶性循环，目的是舒通经络，调和气血，以达到解痉镇痛的效果。

（二）操作方法

以右侧为例，患者俯卧，两腿伸直于手术床上，医者立患者之右侧，先找出压痛点。

1. 在痛点先用点按手法进行点穴、按摩，用力由轻到重、逐渐加大，使患者感到有明显的酸痛并向周围放射。

2. 嘱患者改换侧卧位，右侧在上，再让患者屈髋屈膝约90°左右，医者右手拇指、食指、中指、无名指拿住"髎关筋",左手按压住臀部以防患者抬臀不能合作。在有助手的情况下,令助手双手握住患者患侧踝部,徐徐拔伸。嘱患者慢慢伸右腿,在其同时,医者逐渐加大力度,直到伸直为止,反复约五次,患者大多自觉腰痛减轻,并且能做伸屈旋转等活动。

3. 此时让患者起身散步,如果还有余痛,再行第二次、第三次……直到运动时基本不痛为止。

（三）适应证

急性腰扭伤、腰椎间盘突出症、臀上皮神经炎、梨状肌综合征、骶髂关节炎等慢性腰腿痛疾病。

（四）注意事项

1. 使用手法前充分了解患者的病情。

2. 对手法的步骤做出计划。

3. 需精准定位"髎关"穴位。

4. 操作时力度控制得当,匀速运动。

5. 在手法过程中要与患者进行充分沟通及互动,引导其感受身体的变化。

（五）禁忌证

1. 诊断不明确的患者慎用。

2. 有严重心、肝、脾、肺、肾等器质性病变和脑部疾病患者禁用。

3. 凝血功能异常患者禁用。

4. 施术部位有皮肤破损及感染患者禁用。

5. 肌腱、韧带等大部分或完全断裂者禁用。

6. 妇女妊娠期尤其有习惯性流产者禁用。

［王晓峰　傅强］

补虚通络外治法

补虚通络外治法是将配伍好的中药打粉制成糊状贴敷于体表，药物经皮肤吸收，或渗透进入皮下组织，或刺激神经末梢，以扩张血管，促进血液循环，改善贴敷部位组织的营养，以此发挥消肿，抗炎和止痛的作用。

对于肿瘤病人来说，疼痛是最常见且最痛苦的并发症，目前约有20%～50%的肿瘤患者被临床诊断为癌性疼痛，癌性疼痛严重影响患者的生存质量及治疗信心。中医学认为疼痛的基本病机分为虚实两种，即不通则痛和不荣则痛。而肿瘤为一种长期的消耗性疾病，其病理性质为本虚标实，因此癌性疼痛癌症患者多以正虚为本，痰瘀阻络为标，气血运行不畅而产生疼痛。基于癌性疼痛的基本病机，江苏省名中医、扬州市中医院肿瘤科张晓春主任自创中药抗癌2号方，方中药物包括：延胡索、生大黄、桂枝、血竭、黄芪、枳实、冰片，益气温阳以补虚，行气活血以通络。该方法安全、无创、简单、对胃肠无刺激，临床上常常用来治疗癌性疼痛。

（一）作用机理

补虚通络外治法是将中药抗癌2号方制成贴敷后敷于体表，益气温阳以扶正，行气活血以祛邪，标本兼治。"补虚"即扶正，是指补气养血，温阳散寒，以弥补癌毒之消耗，使气血充沛，有力防邪深入，并能耐受攻邪药物。"通络"即祛邪，是指行气活血，消肿止痛，以疏通因气血不足而聚集于体内的气滞、痰浊及瘀血等病邪。补虚通络，即扶正祛邪并用，本虚标实兼顾，使气血调和，运行畅通，津液代谢正常，以达荣则不痛，通则不痛的目的。此外癌性疼痛的患者常长期服用止痛药物，而止痛类药物，尤其是阿片类止痛药，存在影响胃肠道功能而导致便秘的副作用，因此中药抗癌2号方中加入生大黄，可"荡涤胃肠，推陈致新，通利水谷，调中化食，安和五脏"。此外现代药理学研究发现大黄除通便作用外，还具有抗炎和抗肿瘤的作用。现有的研究发现中药外用贴敷制剂具有显著的止痛效果，其机理十分复杂，常涉及外周和中枢神经系统镇痛机制。

（二）操作方法

1. 协助患者采取舒适且便于操作的体位，选取合适的施术部位并充分暴露该部位。

2. 保持施术部位干爽清洁，无溃破皮疹。

3. 将取适量2号方打粉，以水调成糊状，均匀平摊至无菌辅料上，厚度以 0.2～0.5 cm 为宜，覆盖于施术部位，固定，贴敷时间为 2～4 小时。

（三）适应证

1. 不完全肠梗阻引起的腹痛、腹胀。

2. 恶性肿瘤合并疼痛。

（四）注意事项

1. 外敷之前需要注意观察将要贴敷部位的皮肤，观察是否有红肿、皮疹、出血点等。

2. 敷药后注意观察贴敷处的皮肤，观察有无瘙痒、皮疹、明显泛红、发热等过敏反应，如有过敏反应，应立即停用，并清洗皮肤，对症处理，严重者立即至医院就诊。

3. 敷药期间禁食生冷油腻及辛辣之物。

4. 敷药期间避免剧烈运动。

（五）禁忌证

1. 皮肤病或施术部位皮肤破损的患者禁用。

2. 孕妇禁用。

3. 对方中药物过敏或辅料过敏者禁用。

4. 凝血功能障碍或有出血倾向者禁用。

［戴小军］

"谦"字门儿科温中运脾外治法

"谦"字门儿科是扬州地区影响较大的中医儿科门派之一，与仪征"臣"字门儿科齐名，自清朝道光年间创立以来历经七代传承，至今已有

200多年历史，2016年"谦"字门儿科中医术正式成为第四批江苏省非物质文化遗产项目，其第六代代表性传承人、江苏省名老中医药专家学术经验继承指导老师、扬州市名中医李耀谦主任医师经过五十多年的临床实践，创立了治疗小儿消化系统疾病的温中运脾外治法。该法是以中医经络学说为理论依据，以谦字门儿科"调理脾胃病，以健运脾胃为主"的理念为基础，借鉴清代外治法大家吴师机《理瀹骈文》中的学术思想，即"外治之理即内治之理，外治之药即内治之药，所异者法耳"，将中药温中运脾方制成外用膏剂，贴敷于患处或经络穴位上，药力通过经络内传脏腑，从而达到治疗目的，具有操作简单、患儿易接受的优点，经过长期临床运用，取得了很好疗效。

（一）作用机理

温中运脾外治法所用温中运脾方由丁香、肉桂、木香、草果、肉豆蔻、鸡内金、刘寄奴、藿香、砂仁、白胡椒等药物组成，可事先将方中药物打磨成粉，与医用凡士林按照一定比例均匀调成软膏密闭备用，治疗时选取特定穴位进行贴敷，具有温经活血、运脾和胃、行气止痛、调和阴阳的作用。温中运脾外治疗法既有穴位刺激作用，又有中药透皮吸收的药理作用，可使疗效倍增。现代医学研究表明，经皮肤给药配合穴位刺激，可加快局部血液循环，促进药物有效成分透过角质层进入皮下毛细血管内，后经体循环到达病灶部位产生药理效应，达到治疗目的。

（二）操作方法

1. 医生详细询问病情，进行治疗前评估，把握好适应证。
2. 向患儿或家属阐明治疗的目的、过程，以期配合。
3. 将调制好的药物软膏均匀涂抹在纱布或专用贴片上，注意厚度适中，不宜过厚或过薄，将涂有药物的纱布或贴片对准所选穴位（如中脘、天枢、神阙、足三里、脾俞、胃俞等），轻轻贴上，确保药物与皮肤紧密接触。
4. 过敏体质者用胶布或绷带将药物敷贴妥善固定至所选部位，以防脱落或移位。
5. 贴敷时间一般控制在2～4小时。

（三）适应证

脾胃虚弱之消化不良、腹胀腹痛、食欲不振、腹泻、食积等。

（四）注意事项

1. 贴敷穴位不宜过多，一般选2~4个即可，不超过6个。

2. 贴敷面积不宜过大，以1分硬币大小为宜。

3. 贴敷时间不宜过长，最长不超过4小时，贴敷期间注意局部瘙痒等症状。

4. 治疗期间禁食生冷、海鲜、辛辣、刺激性食物。

5. 敷药后尽量减少出汗，注意局部防水。

6. 极少数过敏体质者可能出现局部皮肤色素沉着、潮红、微痒等反应，可立即停药，自然恢复正常。

7. 个别患儿如出现小的水疱一般无需处理，让其自然吸收；大的水疱应以消毒针挑破其底部，排尽液体，局部碘伏消毒；破溃的水疱应做消毒处理后，外用无菌纱布包扎。

（五）禁忌证

1. 贴敷部位有创伤、溃疡者禁用。

2. 有出血倾向者禁用。

3. 过敏体质者慎用。

［李耀谦　陈朝］

卞氏眼科滋阴生津外治法

卞氏眼科滋阴生津法是将滋阴生津药物通过熏蒸直接作用于眼表，玄通宣府、濡养目窍，缓解眼部干涩的一种外治方法。

卞氏眼科滋阴生津外治法是扬州市非物质文化遗产项目眼科诊疗法（卞氏藩字门眼科中医术）。干眼的病因病机主要是由于肺阴不足、肝肾亏虚，病位在目，与肺、肝、肾关系密切。辨证施治以滋阴益气、补益肝肾为主。代表方剂为珍视固本液，可滋阴生津、益肾养肝。而中药熏蒸疗法是以中医理论为指导，利用药物煎煮后所产生的蒸汽，通过熏蒸机体达到治疗目的的一种中医外治疗法。早在《黄帝内经》中就有"摩之浴之"之说，《理瀹骈文》曾指出"外治之理即内治之理，外治之药即内治之药。所异者法耳。"后续传人将卞氏经验方与中医熏蒸疗法创造性结合，应用于干眼症的治疗。

中药熏蒸具有物理湿热敷及药物直达病所的优势，可宣通玄府，濡养目窍。除了药物作用外，热作用可软化睑板腺分泌物，促进分泌物排除，改善眼局部循环，提高睑板腺及泪腺等腺体分泌功能，最终通过改善泪膜结构和功能达到治疗干眼症目的。该法作用直接，疗效确切，适应证广，无毒副作用。

（一）作用机理

珍视固本液方中诸药共奏滋阴生津、益肾养肝之效。方中生地、熟地、玉竹、黄芪、白术、茯苓、当归、白芍益气生津、滋阴补血、肝肾同补；川芎、生蒲黄、葛根、白花蛇舌草活血行气；丹皮、赤芍、决明子、覆盆子凉血明目；炙甘草调和诸药。现代研究表明珍视固本液可以改善分泌功能，促进泪液的分泌量，延长泪膜破裂时间，稳定泪膜，缓解角膜损伤，能够改善角膜、泪腺组织的炎症反应。

中药熏蒸是将中药变成蒸汽直接作用于眼部，不需要通过全身器官的代谢，减少了各大脏器循环时间，起效迅速。熏蒸喷射出来的热气加速眼部局部循环，进一步改善睑板腺的功能，使得泪腺分泌泪液的功能得到促进，增加泪液量。熏蒸的热气，刺激眼周局部经络，扩张睑板腺组织毛细血管，使中药物质透过皮肤进入血液循环，药物的热性加快血液流速，作用于眼部组织，能更好地加速泪液循环，促进并加快药物的吸收，增加泪膜稳定性，使泪腺的分泌功能得到恢复。中药熏蒸的双重作用，玄通宣府，药物通过皮肤与孔窍经穴慢慢浸润到眼部深层组织的病理位置，发挥药效。

（二）操作方法

1. 在熏蒸机中加入适量珍视固本液 30～50 mL，透明上盖放回原位。

2. 在透明上盖出雾口连接雾化管和眼罩。

3. 开机后显示屏亮起并显示当前的熏蒸时间、温度数值，设置时间为30分钟、温度为45 ℃，点击运行按键，熏蒸机即可开始工作，并佩戴好眼罩。

4. 使用完毕后，断开电源，取下伸缩管及眼罩，清理熏蒸机、雾化管及眼罩，保持设备干燥以备下次再次使用。

5. 熏蒸时频频瞬目（眨眼），使药力达于病所。

（三）适应证

适用于轻、中度干眼。

（四）注意事项

1. 熏眼煎剂蒸气温度不宜过高，以免烫伤，但也不宜过冷而失却治疗作用。

2. 一切器皿、纱布、棉球及手指必须消毒，尤其是黑睛重度损伤者，用洗法时更需慎重。

（五）禁忌证

眼部有新鲜出血或患有恶疮者，忌用本法。

［曹建峰］

肛肠科苦温祛湿止痒法

苦温祛湿止痒法是运用苦泄燥湿、温通经脉、祛湿止痒中草药，将药物浓煎后，采用坐浴的方式，使药液直接作用患处，针对病本，标本兼顾，寒温并用，从而使湿热并除、痒疾缓解的一种外治法。

扬州市中医院肛肠科主任、博士生导师李晟玮主任医师，在继承国家级非物质文化遗产项目"丁氏痔科医术"和省级非物质文化遗产项目"谦"字门儿科中医术的学术思想基础之上，以《金匮要略》中的"苦参汤"为基础方，加入以"燥湿止痒""清热祛湿"为主的药物，佐以温通经脉之品，遂成现在的参艾祛湿止痒坐浴方。该坐浴方苦辛同施，寒温并用,可增强辛开苦降之功,苦温燥湿之用,最终达到阴阳调和,症除病愈,临床广泛应用于湿热下注型肛门瘙痒和肛肠手术术后上皮爬升期时的创面瘙痒症,疗效满意。

（一）作用机理

苦温祛湿止痒法是将药液（参艾祛湿止痒坐浴方）直接用于创面,苦泄燥湿,辛温通脉,祛湿止痒同时进行。方中组成:"苦参、艾叶、蛇床子、土茯苓、白鲜皮、地肤子、花椒",方中以"苦参、白鲜皮、地肤子"为主的苦寒药物,以辛开苦降之法,得以燥湿,化湿。行"苦泄燥湿"之功。"艾叶、蛇床子、花椒"以辛温之法,促进肛门局部气血流通,鼓动湿气的排除。并且辛温之品的加入,得以温通经脉,可防止苦寒药物伤阳之弊。此外"甘、淡、平"的土茯苓从中调节各方,缓其峻猛。此坐浴方众多药物均有祛湿止痒之功,加之以病因为本,症状为标的理念,方中既有去除湿热,又有利湿止痒的作用。既从病本论治,又急缓其标。

现代医学中认为肛门瘙痒症是局限性神经功能障碍性皮肤病,治疗上常常给予抗组胺类药物。而有研究表明蛇床子中醇提物组、挥发油组以及醇提物和挥发油组的混合物均有不同程度止痒作用；另外有研究表明土茯苓总黄酮可通过抑制白细胞介素-17（IL-17）/Notch 信号轴减轻皮肤瘙痒症状及降低炎症反应；在低分子右旋糖酐-40 诱发小鼠皮肤瘙痒研究中表明,花椒的生物碱可以缓解小鼠的瘙痒症状。在肛肠手术术后开放性伤口中,常常会有炎性分泌物产生,而此分泌物会刺激肛肠的皮肤表面,从而引发瘙痒,所以治疗上也要防治肛门局部炎症导致的瘙痒。在现代研究中表明,蛇床子中的总香豆素对特异性皮炎有炎性抑制作用；艾叶的挥发油、花椒的生物碱等也同样具有抗炎的效果。

（二）操作方法

1. 将所有药物倒入大锅中,加入大半锅水（约 2 000 mL）,浸泡 40 分钟以上,先用大火煮沸后转小火再煎 15~20 分钟。第一次煎完后,捞出药渣,可供下次再煎（一剂药煎两次）。

2. 根据熏洗部位协助患者取合适体位,暴露熏洗部位。

3. 坐浴时，将药液倒入盆内，患者先坐在坐浴架上熏蒸，待药液温度38～40 ℃时坐入盆中泡洗，药液偏凉时，应更换药液，每次熏洗15～20分钟，每天早晚各一次。7天为一个疗程，一般用2～3个疗程。

4. 熏洗过程中，密切观察患者病情变化，若感到不适，应立即停止。

5. 熏洗完毕，清洁局部皮肤，保持透气干燥，如果局部有手术伤口或渗液较多，可以无菌敷料覆盖，胶带固定。

（三）适应证

1. 湿热下注型肛门瘙痒症。

2. 肛肠手术术后肛门瘙痒。

（四）注意事项

1. 熏洗药温不宜过热，温度一般为38～40 ℃，以防烫伤。

2. 对术后伤口部位进行熏洗时，按无菌技术进行。

3. 所用物品需清洁消毒，避免交叉感染。

（五）禁忌证

1. 月经期、孕妇禁用坐浴。

2. 本法用药仅用于坐浴外用，不可内服。

［李晟玮　陆继宏］

风池三针法

"风池三针法"是江苏省非物质文化遗产项目"针灸（朱氏针灸疗法）"特色针法之一。风池是人体治风要穴，又与手足少阳、阳维、阴阳跷脉直接或间接关联，故针风池一穴可通调诸经经气，具有疏风散邪、清利头目、通利官窍、益聪明目、平肝潜阳、调和气血、安神定志、舒经解痉、缓急止痛等功效。

三针法源于《灵枢·官针》中所述"齐刺"法，原是指治疗痹证寒邪稽留范围小、病位较深的针刺方法，"朱氏针法"将其广泛运用到临床中，并称之为"三针法"，如上星三针法、天枢三针法、阳谷三针法、环跳三针法、足三里三针法、丘墟三针法等。"朱氏针法"应用此法时，保留了针刺数量，但对针刺方向、深度等有所调整，当根据患者胖瘦、病情、所取穴位位置等多种因素，共同决定针刺方向及深度。

（一）作用机理

《医经理解》载风池乃"风所入之池"，亦有"其穴所处，形凹如池，风停其中，遂名风池"之说。"朱氏针法"认为，风池是风邪壅聚之所，首因风性属阳，易袭阳位，头顶之上，惟风可及；其次穴之所处为项中两筋凹陷之间，形如围墙似天然遮挡，风停其中不易外泄，留恋于此。此穴风邪易聚，是人体搜风、调风、治风要穴，且无论内外，皆可取之。外疏袭表之风，治外感邪风夹寒、湿、热、燥、火诸邪者；内熄内生之风，治肝阳亢旺化风夹痰、湿、热、瘀，内扰头面致癫、狂、痛者。风池属胆经穴，胆经起于目锐眦，在头面部循行较为复杂，循行所占头颅区域较大，以耳颞侧部为主，故此穴可通调头部气血，促进脑络气血运行，具有清利头目、通利官窍之功，主治头面、五官诸疾。《针灸大成》中载风池穴"主洒淅寒热，伤寒温病汗不出，目眩苦，偏正头痛，疟疾，颈项如拔，痛不得回顾，目泪出，欠气多，鼻鼽衄，目内眦赤痛，气发耳塞，目不明，腰背俱疼，腰伛偻引颈筋无力不收，大风中风，气塞涎上不语，昏危，瘿气"，可见风池运用之广。

（二）操作方法

1. 穴位定位：位于后枕部，以风池穴为中心，左右旁开各0.5寸。

2. 针法：患者坐位、俯伏或俯卧位。局部皮肤常规消毒，取40 mm或50 mm无菌不锈钢针沿风池穴向下颌或鼻尖方向直刺1～1.5寸。随后在左右旁开0.5寸处按相同针刺角度、深度及进针手法各刺入一针。刺入后，运用捻转、提插、震颤等调气手法促进得气，使针感传导扩散，直至病所。患者得气除表现为酸麻胀痛外，甚可出现头面部过电感。根据病情，施行补泻手法，或补或泻，或补中有泻、泻中有补，或平补平泻。施行手法后，据病情留针20～30分钟。

(三) 适应证

适用于颈椎病、三叉神经痛、血管性头痛、偏头痛，眩晕，各种眼疾（如视神经萎缩、飞蚊症、玻璃体混浊等），过敏性鼻炎等头面部疾病及失眠、抑郁焦虑等情志疾病。

(四) 注意事项

1. 针具方面，针具不宜过细，长度以 40 mm 或 50 mm 为宜，针具过细不易刺入、不利行针、不易得气，且易弯曲滞针；针具过短，针刺过浅，不利得气；针具过长，针刺过深，恐伤及重要组织，增加医患双方心理压力。

2. 主张"针入贵速"，进针时重视押手、刺手配合，押手固定穴位，减少疼痛，刺手利用指、腕之力快速进针，做到"稳、准、轻、快"。

3. 风池穴深部靠近椎动脉、生命中枢延髓等，故深刺具有一定风险。针刺时，风池穴的针刺方向应朝向鼻尖，深度不宜超过 50 mm。

(五) 禁忌证

1. 头颈部不能固定，抽搐或强直的患者禁用。
2. 局部皮肤有创口、溃烂的患者禁用。
3. 严重凝血功能障碍患者禁用。
4. 不能配合治疗者禁用。

[张晨静]

喉头四针法

"喉头四针法"是江苏省非物质文化遗产项目"针灸（朱氏针灸疗法）"特色针法之一，主治咽喉疾病，疗效显著。咽喉的重要性自古就有较为深刻的认识。《灵枢》曰："咽喉者，水谷之道也。喉咙者，气之所以上下也。会厌者，音声之户也。口唇者，音声之扇也。舌者，音声之机也。悬雍垂者，音声之关也。"这段论述说明古人对发音器官的观察研究已相当深入具体，并认识到发声在会厌，且与咽、喉、口唇及舌有关。又谓："人碎然无音者，寒气客于厌，则厌不能发，发不能下，至其开阖不致，故无音。"治疗咽喉部疾病，或以咽喉症状为主的疾病，局部取穴能够通调局部经气，起行气活血开音之效。

（一）作用机理

各条经脉通过本经或经别而与"咽喉"发生着密切的联系。任脉"至咽喉"；督脉"入喉"；冲脉、任脉"会于咽喉"；手太阴经别"上入缺盆，循喉咙，复合（手）阳明"；足阳明"其支者……循喉咙，入缺盆"；手太阳"入缺盆，络心，循咽……其支者，从缺盆循颈，上颊"；足太阳经筋"支者，别入结于舌本"；手厥阴经别"别属三焦，出循喉咙，出耳后"；手少阳经筋"其支者，当曲颊入系舌本"；足少阳经别"贯心，以上挟咽，出颐颔中"；足厥阴"布胁肋，循喉咙之后，上入颃颡"等。可见咽喉部之取穴既能调局部气血，更因其地处"咽喉要道"，疏解众脉经气，"行血气而营阴阳"，而能泻脏腑之有余、补脏腑之不足，使阴阳平复。

（二）操作方法

1. 穴位定位：位于喉结旁，即前正中线旁开约2寸，以喉结高点水平，沿甲状软骨边缘向上、向下各5分，左右共四个治疗点。肺脾气虚者配太渊、足三里以补益脾肺；肺肾阴虚者，配列缺、照海以滋养肺肾；气滞血瘀者，配尺泽、合谷以行气活血。

2. 针法：患者仰卧位，局部皮肤常规消毒，取40 mm无菌不锈钢针，沿甲状软骨边缘呈外八字向内直刺1.2寸（忌针尖向外斜刺），配穴基本上采用直刺，即针身与皮肤表面呈90°角左右垂直刺入；采用指切进针法：一般用左手拇指或食指端按在穴位旁边，右手持针，用拇、食、中三指夹持针柄近针根处紧按左手指甲面将针刺入；配穴采用夹持进针法，即用左手拇、食两指捏消毒干棉球，夹住针身下端，将指尖固定在所刺入腧穴皮肤表面位置，右手捻动针柄，将针刺入腧穴；刺入后，可运用捻转、提插、震颤等调气手法促进得气，手法宜轻、缓，不可大力提插捻转，使局部有梗阻样针感，施行手法后，据病情留针20～30分钟。

(三) 适应证

适用于声带麻痹、声带小结、声带息肉、急慢性咽炎、喉炎、舌咽神经痛、急性扁桃体炎等。

(四) 注意事项

1. 患者过于饥饿、疲劳、精神过度紧张时，不宜立即进行针刺。对身体瘦弱、气虚血亏的患者，进行针刺时手法不宜过强。

2. 皮肤有感染、溃疡、瘢痕或肿瘤者不宜针刺。

3. 留针期间患者切忌讲话，在手法上忌大幅度捻转提插。

4. 若进针后患者出现面红、呛咳等症状时，可能为进针过深所致，应立即将针轻轻退出 2~3 分。

5. 医者在进行针刺过程中精神必须高度集中，令患者选择适当的体位，严格掌握进针的深度、角度，以防止事故的发生。

(五) 禁忌证

1. 头颈部不能固定，抽搐或强直的患者禁用。
2. 局部皮肤有创口、溃烂的患者禁用。
3. 严重凝血功能障碍患者禁用。
4. 不能配合治疗者禁用。

[张晨静]

面部交叉平刺法

"面部交叉平刺法"是江苏省非物质文化遗产项目"针灸（朱氏针灸疗法）"特色针法之一，治疗各期面瘫疗效显著。面瘫记载最早见于《灵枢·经筋》，多因脉络空虚、卫外不固，邪气乘虚而入致经筋失于濡养，筋肉松弛、废痿不收所致，邪气侵袭为外因，正气亏虚、卫外不固是其发病内因。"朱氏针法"治疗周围性面瘫重视益气扶正以祛邪，通过激发经气以鼓邪外出，同时通调气机，以助气行。

面部交叉平刺法属于平刺、浅刺、透刺、多针排刺法等多种刺法结合的特色疗法。多针排刺法由古十二针刺法中的齐刺、扬刺变化而来，能在病变局部较大范围进行刺激，加强经气运行。浅刺法源于半刺、浮刺，《灵枢·终始》曰："一方实，深取之……一方虚，浅刺之"，"脉虚者浅刺之，使精气无得出，以养其脉。"虚证尤宜浅刺，能无伤精气以调养经脉。卫气亦散布于皮部，浅刺还能激发卫气以逐邪外出，邪出而血气自来，从而起到补气养血的作用。

（一）作用机理

面部交叉平刺法一方面可如浅刺横透一般加强对经络的刺激，另一方面又有多针排刺增加刺激量，扩大治疗范围的作用。面部交叉平刺法是一种通过刺激浅筋膜层（皮下疏松的结缔组织）来达到疗效的针刺方法。现代医学认为针刺浅筋膜层可产生生物物理效应，特别是物理效应，从而调动人体内在的抗病机制。也就是说，交叉平刺可以通过刺激皮下疏松结缔组织的神经末梢，产生特定的理化物质，从而促进局部神经的恢复。

（二）操作方法

1. 穴位定位：位于面部，由两组穴位组成，以地仓三针法为一组，以颊车三针法为一组。

2. 针法：患者仰卧位，局部皮肤常规消毒，取 40 mm 无菌不锈钢针平刺地仓穴，针尖朝向颊车穴方向，进针深度 1.0 寸（针身与皮肤夹角小于 15°，刺入后无酸胀感等针刺得气感），并在地仓穴上下各 0.5 寸向颊车穴上下方向 0.5 寸各平刺 1 针，进针要求同地仓穴进针；平刺颊车穴，针尖朝向地仓穴方向，进针深度 1.0 寸（针身与皮肤夹角小于 15°，刺入后无酸胀感等针刺得气感），并在颊车穴上下各 0.5 寸向地仓穴上下方向 0.5 寸各平刺 1 针，进针要求同颊车穴进针；采用提捏进针法：左手拇、食指提捏住穴位附近皮肤，右手持针，用拇、食、中三指夹持针柄近针根处将针刺入；据病情留针 20～30 分钟。

（三）适应证

适用于面瘫初、中期。

（四）注意事项

1. 患者过于饥饿、疲劳、精神过度紧张时，不宜立即进行针刺；对身体瘦弱、气虚血亏的患者,进行针刺时手法不宜过强。

2. 皮肤有感染、溃疡、瘢痕或肿瘤者不宜针刺。

3. 留针期间患者切忌讲话,在手法上忌大幅度捻转提插。

（五） 禁忌证

1. 头面部不能固定,抽搐或强直的患者禁用。

2. 局部皮肤有创口、溃烂的患者禁用。

3. 严重凝血功能障碍患者禁用。

4. 不能配合治疗者禁用。

［张晨静］

本草美颜面膜

中药美容面膜的历史可追溯至古老的岁月。在古代,中国的先人们就已经开始运用天然的中药来呵护肌肤、展现美丽。早在《黄帝内经》中,就有关于人体气血与肌肤状态关系的论述,为中药美容奠定了理论基础。随着时间的推移,历代医家在实践中不断探索和总结,将各种具有美容功效的中药运用得愈发娴熟。在古代宫廷中,中药美容面膜更是备受后妃们的青睐。她们以珍贵的中药材如人参、珍珠、白芷等,制成细腻的面膜,用于滋养肌肤、延缓衰老。这些面膜不仅是美容的佳品,更是身份与地位的象征。在民间,百姓们也传承着中药美容的智慧。他们利用身边常见的中药材,如当归、白芨等,制作出简单而有效的面膜,以保持肌肤的健康与美丽。

历经千年的传承与发展,中药美容面膜不断融合现代科技,在保留传统中药精髓的同时,更加注重产品的安全性和有效性。如今,它以全新的姿态呈现在我们面前,为追求自然之美、健康之美的人们带来了新的希望。

（一） 作用机理

1. 七子白粉面膜:七子白是以白术、白芷、白芨、白蔹、白芍、白茯苓、白僵蚕等七种纯中药粉混合一起制成的美白面膜。其作用机理主要如下：

（1）美白淡斑

① 抑制酪氨酸酶活性：其中多种中药成分含有能够抑制酪氨酸酶活性的物质。酪氨酸酶是黑色素合成的关键酶，抑制其活性可以减少黑色素的生成，从而达到美白的效果。

② 抗氧化作用：七子白中的中药富含多种抗氧化成分，如黄酮类、多酚类等。这些成分可以清除自由基，减少氧化应激对皮肤的伤害，防止黑色素沉着，有助于淡化色斑。

（2）滋润肌肤

① 保湿功效：白芨、白茯苓等中药具有良好的保湿作用。它们可以在皮肤表面形成一层保护膜，防止水分流失，同时吸收空气中的水分，使肌肤保持水润。

② 促进胶原蛋白生成：部分中药成分能够刺激皮肤细胞合成胶原蛋白，增加皮肤的弹性和紧致度，使肌肤更加光滑细腻。

（3）消炎抗菌

① 消炎抗菌作用：白芷、白蔹等可以减轻皮肤炎症，预防和治疗痘痘、粉刺等皮肤问题。

② 调节皮肤微生态：通过抑制有害菌的生长，促进有益菌的繁殖，维持皮肤微生态的平衡，提高皮肤的免疫力。

（4）改善肤色不均：七子白面膜可以促进皮肤的新陈代谢，加速老化角质层的脱落，使新的肌肤细胞得以生长。同时，它还能够调节皮肤的血液循环，改善肤色暗沉、不均等问题，让肌肤呈现出健康、明亮的状态。

2. 闭口粉刺面膜：这款闭口粉刺面膜通过多种中药成分的协同作用，从调节肌肤水油平衡、清热解毒、清洁毛孔、促进新陈代谢等多个方面入手，有效解决闭口粉刺问题，让肌肤恢复健康、光滑、细腻的状态。其中白术、白芍、山药、白蔹、白僵蚕、白茯苓等成分，发挥着调理肌肤的作用，它们能够调节肌肤的水油平衡，减少油脂分泌过多的情况，从根源上防止闭口粉刺的形成。同时，这些中药还具有一定的抗氧化和抗炎作用，能够舒缓肌肤，减轻炎症反应。玫瑰富含多种维生素和抗氧化物质，能够滋润肌肤，提亮肤色，使肌肤更加光滑细腻；黄连具有清热解毒的功效，能够有效对抗肌肤炎症，对闭口粉刺引起的红肿有很好的缓解作用；珍珠粉自古以来就是美容佳品，它可以吸附皮肤表面的污垢和油脂，清洁毛孔，预防毛孔堵塞；薄荷具有清凉舒缓的作用，能够缓解肌肤不适，同时还能收缩毛孔；芦荟则有很好的保湿和修复作用，能够帮助肌肤恢复健康状态；三七具有活血化瘀的功效，能够促进肌肤的血液循环，加速新陈代谢，有助于闭口粉刺的消退；金银花具有清热解毒、抗菌消炎的作用，能够有效抑制细菌滋生，防止粉刺恶化；益母草含有多种营养成分，能够调节内分泌，改善肌肤状态；绿豆具有清洁和排毒的作用，能够帮助肌肤排出毒素；紫草能够消炎杀菌，促进伤口愈合；冰片具有清凉止痒、消肿止痛的作用，能够缓解闭口粉刺带来的不适。

3. 祛斑面膜：以当归、白芷、白茯苓、白芨、杏仁粉和珍珠粉为主要成分的祛斑面膜，通过多种中药成分的协同作用，从促进血液循环、抑制黑色素生成、调节水液代谢、修复肌肤屏障、抗氧化等多个方面入手，有效去除色斑，让肌肤恢复白皙、光滑、健康的状态。其中，当归具有补血活血的功效，能够促进肌肤的血液循环，让肌肤得到充分的营养供应，从而增强肌肤的新陈代谢能力，有助于带走肌肤中的代谢废物和色素沉淀，为祛斑打下基础；白芷富含多种活性成分，具有显著的美白祛斑作用，能够抑制酪氨酸酶的活性，减少黑色素的生成，促进皮肤细胞的新陈代谢，加速黑色素的分解和排出，使肌肤更加明亮白皙；白茯苓具有利水渗湿、健脾宁心的作用，可以调节肌肤的水液代谢，保持肌肤的水分平衡，更好地代谢色素，减少色斑的形成，还具有一定的抗氧化作用，能够抵御自由基对肌肤的伤害，预防色斑的产生；白芨有收敛止血、消肿生肌的功效，能够修复受损的肌肤细胞，增强肌肤的屏障功能，防止外界有害物质的侵入，减少色斑的诱发因素，促进胶原蛋白的生成，使肌肤更加紧致有弹性；杏仁粉富含维生素 E 和不饱和脂肪酸等营养成分，具有滋润肌肤、抗氧化的作用，能够保护肌肤免受自由基的伤害，延缓肌肤衰老，改善肌肤的质地，使肌肤更加光滑细腻；珍珠粉是传统的美容佳品，具有美白、祛斑、嫩肤的功效，它含有多种氨基酸和微量元素，能够滋养肌肤，促进肌肤细胞的再生，抑制黑色素的形成，减少色斑的颜色和面积。

（二）操作方法

1. 清洁面部，使用中药面膜之前先用洗面奶或者温水彻底清洁面部，清除面部的油渍和污垢。

2. 取适量中药面膜，用温水或者牛奶调匀，用面膜刷或者用手指轻轻涂抹于面部，不要涂得太厚，否则会影响面膜的吸收效果。

3. 用手指轻轻按摩，让面膜充分吸收，一般敷15～20分钟左右。

4. 清洁面部，面膜发挥完作用后，用温水将面膜彻底清洗干净，再用干净的毛巾轻轻吸干水分。

（三）适应证

面部皮肤发黄、暗沉、色斑，或有闭口粉刺的患者，根据需求选用以上本草面膜。

（四）注意事项

1. 中药面膜不是绝对安全的，常见的副反应是接触性皮炎。初次使用时最好在手腕内侧或者耳后试用，观察无不良反应后再应用在面部。

2. 使用过程中，避免接触到眼睛。如果不慎进入眼睛，立即用清水冲洗。

3. 如果在使用过程中出现不适，立即停用。

4. 不宜频繁使用，每周1～2次即可。

（五）禁忌证

1. 敏感肌肤，使用中药面膜易产生过敏反应，致皮肤红肿、瘙痒等不适。

2. 皮肤损伤，中药面膜会加重皮肤损伤，延缓伤口的愈合。

3. 孕期和哺乳期妇女禁用。

［张文凤　王阔枫］

臣字门儿科熏洗疗法

中药熏洗是指使用中药煎取药汁,或以中药散剂调入温热水后对病人全身或局部进行洗浴,从而起到治疗和预防疾病的一种外治方法,又叫"中药药浴"。小儿中药药浴能治疗相当多的疾病,特别是对小儿湿疹、小儿发热、风疹、麻疹、幼儿急疹、水痘、过敏性紫癜等疾病有相当好的疗效,在保健方面,针对现代人热毒偏重而进行清湿热毒邪,小儿健脾养胃有良好的效果。中药熏洗有副作用少、费用低廉、操作简便、安全有效等优点,目前已被越来越多的患儿所接受。

仪征"臣字门儿科中医术"是江苏省非物质文化遗产项目,根据小儿稚阴稚阳,一虚一实的生理病理特点,采用中药熏洗疗法,治疗儿科疾病如小儿过敏性鼻炎、小儿易感等,取得了很好的疗效。

(一) 作用机理

中药熏洗是一种能够体现中医特色的具有较好疗效的疗法,是通过人体肌表、腔道、穴位、经络等作用与病变局部,达到治疗作用。所谓"外治之理即内治之理,外治之药即内治之药。所异者法耳","先列辨证,次论治,次用药。"即内治与外治的理、法、药三者相同,只是方法不同而已。首先,中药熏洗治疗能经皮肤将中药吸收到全身血脉,循行到经络,内达脏腑,由表及里,从而起到疏通经络、活血化瘀、祛风散寒、清热解毒、消肿止痛、调整阴阳、协调脏腑、通行气血、濡养全身等养生功效。其次,中药熏洗能直接治疗皮肤及局部的疾病,如湿疹、水痘等,而且有非常好的效果。第三,中药熏洗是一种养生保健的好方法,能调和全身气血,平衡阴阳,对全身的皮肤都有非常好的滋养作用。现代医学研究证实,中药熏洗后能明显提高血液中某些免疫球蛋白的含量,增强全身免疫力,增强肌肤的弹性和活力。

(二) 操作方法

首先对患儿进行辨证,按照小儿常规剂量开出中药处方,煎药时放水量视熏洗方式而定。熏洗方法有全身熏洗和局部熏洗两种。

1. 全身熏洗：方法是将中药熏洗液倒入清洁消毒后的浴盆或浴缸里，加入热水，然后把水调到适当的温度即可洗浴。

2. 局部熏洗：本法是借助热力和药物的综合作用，对局部皮肤进行熏洗，有头面浴、目浴、坐浴、手足浴等等。

熏洗时间控制在半小时之内，避免长时间熏洗，否则会引起血液循环不足；药液温度控制在 30～45 ℃之间，可先熏后洗。

（三）适应证

1. 呼吸系统疾病：如感冒、发热、支气管炎、肺炎、哮喘、鼻炎等。

2. 消化系统疾病：如消化不良、厌食、便秘、腹胀等。

3. 各类出疹性疾病如风疹、麻疹、幼儿急疹以及过敏性紫癜等。

4. 皮肤疾病如湿疹、疱疹等。

5. 儿童保健，健脾养胃。

（四）注意事项

熏洗后应立即用毛巾擦干，避免受凉感冒。

（五）禁忌证

皮肤溃烂部位禁用。

［孙彬］

林氏中医外科术祛腐生肌外治法

扬州市非物质文化遗产保护项目"林氏中医外科术"源于明清时期的正宗派、全生派。历代传承人在家传心授过程中，遵循"使毒外出为第一"，重视脾胃调理，主张应用外治法。祛腐生肌外治法是将化瘀祛腐和活血生肌同时进行，将药物（林氏生肌散）通过药线插入窦瘘或直接敷于创面，使病灶处异常组织腐烂坏死，配合清创、换药，促进病灶愈合的一种外治法。历史传承中亦称为"祛腐生肌"。

林氏中医外科初代传人林堃伯根据《黄帝内经》言"菀陈则除之"

"实则泄之",提出"化瘀活血,祛腐生新",自制外敷散药,治疗疮疡诸疾。第三代传人林峰临证善辨阴阳虚实,反对不分寒温、不辨阴阳虚实,只根据所患部位便投药处置,指出痈、疽二证,截然两途。痈发于六腑,其毒浅,多属火毒之滞,属阳属实;疽发于五脏,其根深,每因寒痰之凝,阴毒深伏,属阴属寒。故二者不可混。林氏中医外科辨证疮面阴阳虚实情况,用"蚕食法"清除坏死组织,生肌散外敷配合汤药内服,应用于疮疡诸证。

该法操作简便,用药不杂,收效独特。是临床应用广泛的一种治疗方法。

(一) 作用机理

《医宗金鉴》言"腐者,坏肉也。诸书云,腐不去则新肉不生。"林氏祛腐生肌外治法,主要是沿用家传秘方,以乳香、没药、轻粉、冰片等自制成中药验方"林氏生肌散",将此药物应用于创面,化瘀祛腐和活血生肌同时进行。"化瘀""活血"指通利血脉、促进血行、消散瘀血,同时注意化瘀而不伤正。"祛腐""生肌"指拔毒化腐、排脓收湿、生肌敛疮,同时注意疮面阴阳虚实情况。通过化瘀祛腐、清创去腐等方式,从而"开户逐贼",使毒外出。即所谓"去腐生新,邪去正安"。

(二) 操作方法

1. 根据病灶所在位置,充分暴露治疗部位,以患者舒适、医师便于操作为宜。

2. 用干棉球先轻拭去创面周围脓水,再用生理盐水湿棉球擦洗创面;无脓水可直接用盐水棉球擦洗,使创面基底部暴露,评估创面腐肉、渗液、新生肉芽及创周情况等。

3. 根据创面情况,可直接撒敷药物(林氏生肌散);或选择合适的换药器械,配合蚕食清创法,清除坏死肉芽组织;再次用生理盐水棉球擦洗,之后撒敷药物(林氏生肌散)。

4. 用凡士林纱布覆盖,然后常规包扎。

5. 根据创面渗出及肉芽生长状况,隔日或每日换药1次。

（三）适应证

各类慢性难愈性创面：老年压疮、糖尿病足坏疽、手术后脂肪液化、疖肿、痈肿切开排脓后收口慢等。

（四）注意事项

1. 消毒时应由清洁区向污染区消毒。
2. 根据创面愈合程度，选择合适的药物用量。
3. 换药时需判断有无隐匿病灶，以防假性愈合。
4. 创面脓性分泌物培养，临床可结合药敏结果合理使用抗生素。
5. 长期不愈合的创面有癌变风险，必要时及时取样病检。
6. 若全身情况较差，气血虚衰者，还应配合内治法。

（五）禁忌证

孕妇禁用。

［潘晓星］

陆张氏眼科针药并用外治法

麦粒肿中医称之为"针眼""偷针"，在中医学理论当中属于"眼疖"疾病的范畴。《诸病源候论》明确阐述了本病的病因："针眼由热邪客于目间，热搏于津液所致"，发病的主要原因在于风邪、热邪、湿邪作用于患者的眼睑位置，对津液造成一定的损伤，进而演化为疖肿；或由于辛辣油腻食物的摄入量过多，使得脾胃积热，上袭于眼，热毒壅滞形成针眼，《银海精微》也指明麦粒肿发病过程："阳明胃经热毒，或饮酒过度，或进食壅热之物，致使热毒邪气经胃经上充于眼"。

陆张氏眼科传人张乃和认为"针眼为热毒壅滞，治以清营透热"，治疗以耳尖放血配以自研的药物（清热消壅散，主要成分为黄芩、生大黄、蒲公英、天南星、天花粉、乳香、没药）外敷。古代医籍《耳穴治面病》曰："耳尖穴性属阴……清凉消急，清热泻火"。耳尖刺血作为一种简便效验的传统中医治疗方法，广泛适用于由胸膈以上尤其是头面部的热性疾病。

（一）作用机理

耳尖穴有清热凉血、疏通经络的功效，耳尖放血，热随血泄，现代研究发现耳穴周围有耳后动静脉以及颞浅动静脉等，通过放血，可以刺激局部神经，导致交感神经兴奋，进一步刺激人体免疫系统，有助于调节人体内环境，从而达到消炎退肿的效果。外敷药清热消壅散，方中黄芩、生大黄、蒲公英等清热解毒；天南星、天花粉、乳香、没药等消肿散结。耳尖放血配合外用药物（清热消壅散）共奏清热凉血、散瘀通络止痛功效。

（二）操作方法

局部用75%乙醇棉球常规消毒，用三棱针、注射针头或采血器针头对准耳尖穴，左手揉按，使局部充血，右手持针速刺，用乙醇棉球擦其针孔，左手反复挤压，如此数次，出血量达3～5滴即可。眼睑红肿处外敷用凡士林调配的清热消壅散。每天早、晚各一次，疗程一般为1～3天。

（三）适应证

麦粒肿初期红肿弥漫，痛无定处或红肿集聚，疼痛固定，未见脓头。

（四）注意事项

1. 保持耳尖部的清洁干燥，以防感染。
2. 麦粒肿脓液已成或脓头已破，慎用清热消壅散外敷。

（五）禁忌证

孕妇、体弱者以及有出血性疾病、皮肤病的患者禁用。

[马继平　张乃和]

唐氏一正膏祛风止痛疗法

唐氏一正膏（现名镇江膏药）是黑药膏的典型代表之一，它起源于清代康熙元年（1662年），至今已有350多年历史，因其疗效显著，自1922年起，开始销往东南亚地区。近年来，唐氏一正膏多次入选江苏省非物质文化遗产代表性项目目录。

唐氏一正膏是硬膏，亦为传统中医药剂型之一，清代医家吴尚先曾言:"膏药能治病,无殊汤药,用之得法,其响立应。"创始人唐守义"得异人传授良方",取多达 80 余种中草药,如麝香、血竭、乳香等,利用植物油为赋形剂精制而成,膏体黑色发亮,经加热后膏体绵柔有黏性,直接作用于患处,能快速地渗透到病灶,具备显著的治病效果,加之使用方式简便,易为患者接受。至今在中医临床及民间仍广泛使用。

（一）作用机理

唐氏一正膏配伍药物种类繁多,收录了 80 余种药材,经历多年的实践和研究,目前保存了 25 种药材的配方,主要成分有乌梢蛇、羌活、芥子、防风、独活、醉仙桃、当归、血余、麻黄、马钱子、巴豆、红花、白芷、三棱、蜣螂虫、桃仁、生草乌、生川乌、肉桂、天南星、蜈蚣、土鳖虫、薄荷脑、冰片、松节油等多种药物,可以起到"祛风止痛,舒筋活血,化痞去瘀,消散顺气"的功效。

这种以外用膏药粘贴于患部或穴位来治疗疾病的方法,属于中医传统治疗中的薄贴法,其主要原理是利用植物油为赋形剂,加上多种药物,直接作用于患处,对局部皮肤,穴位起到刺激,加之药物浓度差,促使药物经皮肤由表入里,直达机体深部,如关节,肌肉,脏器而起消炎,止痛等作用。另一方面,一正膏使用前需加温软化,趁热粘贴于患处,对患处起到热疗的作用,局部的血液循环得以改善,疗效增强。一正膏载药较多,敷贴后可以保持药效缓和持久。

（二）操作方法

1. 选择贴敷的部位。通常,可以在三种不同的部位进行治疗:经穴、患处和解剖部位。

2. 温水清洁贴敷的部位。

3. 一般分为"揭、烘、贴、清"四个步骤进行。首先,"揭"去膏药表面的防油纸；然后,将膏药"烘"软,注意不可温度太高,以免烫伤皮肤；将已烘软的膏药贴敷在已清洁好的部位,可以贴敷 12~24 小时；当贴敷时间已满,可以用膏药粘膏药的方法予以"清"除,如有部分残留膏体,可以使用医用胶带予以粘除。

（三）适应证

1. 类风湿关节炎，膝关节骨关节炎，强直性脊柱炎等关节炎引起的关节疼痛。

2. 腰椎间盘突出症，颈椎病等脊柱疾病引起的疼痛不适。

3. 膝关节韧带损伤，滑膜炎等引起的疼痛活动不利。

（四）注意事项

1. 所选的敷贴部位的皮肤无急性或亚急性炎症，无皮肤破溃、红肿。

2. 此膏药为外用制品，禁止内服。

3. 敷贴膏药后，如发现患处皮肤瘙痒或水疱、溃烂，应及时清除膏药。

4. 将膏药加温软化时，应注意适宜的温度，既不要过热以免烫伤皮肤，又不要温度过低以免难以贴敷。

5. 要及时更换药膏，避免贴敷时间过长，对皮肤刺激过大。

（五）禁忌证

1. 孕妇禁用。

2. 对膏药中的任何药物过敏者禁用。

［周瑞俊］

丹毒外洗法

丹毒外洗法是将中药药液浸透脱脂纱布后敷于患处，使皮肤红肿消退、疼痛缓解的一种中医外治法。所用外洗方是南京中医药大学附属靖江市中医院的院内制剂，适用于各种皮肤感染、脓肿，临床疗效显著。

（一）作用机理

丹毒乃因血热内郁，外感毒邪，侵犯肌肤或因肌肤破损，感染毒邪，毒邪承袭而入，郁蒸血分所致。中医学对"丹毒"早有认识，《黄帝内经》中已有"丹胗""丹熛"等病名，后世中医将发于下肢腿足部的亦称为"流火"。简而言之，热毒之气暴发于皮肤间，不得外泄，则蓄热为丹毒。

本病多因火邪侵犯，血分郁热，郁于肌肤，皮肤黏膜破损，经络阻滞，气血壅遏而发，治宜清热解毒。丹毒外洗法是将中药药液（自拟：白花蛇舌草 30 g、黄柏 15 g、牛膝 12 g、桃仁 10 g、石膏 15 g、蒲公英 15 g、当归 10 g、败酱草 20 g、红花 10 g、红藤 15 g、知母 10 g）浸透纱布后敷于患处。该方共十一味药，方小而效专。方中白花蛇舌草苦寒清泻、甘淡渗利，清热解毒效佳，为君药；又以蒲公英、红藤、败酱草共为臣药，其中蒲公英甘平无毒，入少阴经以散痈肿，入阳明经而解热毒；红藤药性苦平，可活血通络、清热解毒；败酱草性辛苦凉，具有清热解毒，祛瘀排脓之功效；黄柏清下焦湿热，与牛膝共同引火下行；佐以红花、桃仁活血化瘀，当归活血止痛，石膏、知母清热泻火。整方以清热解毒为主，重用清热解毒药物，现代药理学研究显示，清热解毒药物具有抗病原微生物、抗毒、抗炎作用，能够促进炎性细胞吞噬功能，还能抑制细菌生长繁殖，防止炎症扩散，提高机体免疫力，减少炎性因子的生成和对机体的损伤。

（二）操作方法

1. 建议患者采取仰卧位，充分暴露患处，使用碘伏棉球对皮损处消毒。

2. 外洗方法：中药浸泡后以水煎煮 30 分钟，取药液约 200 mL，根据患肢红肿部位面积，选择合适数量纱布，在药液中充分浸湿后，略微拧干，湿敷于病变部位，摊敷面积要稍大于病灶区面积，纱布变干后再次浸泡湿敷。每天换药 2 次，每次外敷约 30 分钟。

（三）适应证

适用于外科各种皮肤感染、脓肿性疾病，如丹毒、各类痈疽、甲沟炎、静脉炎、淋巴结炎、腮腺炎等。

（四）注意事项

1. 使用碘伏棉球消毒时注意患肢感染情况，若感染较重，皮肤大面积破溃、坏死、流脓，则充分抗生素治疗，待皮损好转后再使用中药换药。

2. 足癣是诱发丹毒的重要因素，注意观察患者有无足癣表现，若有则需在中药换药的基础上，对足癣部位外涂抗真菌药物。

（五）禁忌证

1. 青霉素药物过敏者禁用。
2. 有其他严重器质性疾病者或合并严重肝肾功能不全者禁用。
3. 孕妇禁用。

［陈晓钰］